WRITING
CASE REPORTS

トップジャーナルへの掲載を叶える

ケースレポート執筆法

ハーバード大学政治学部博士課程
向川原 充
沖縄県立中部病院総合内科／リウマチ・膠原病科
金城 光代
著

医学書院

向川原　充 むかいがわら　みつる

2013 年東京医科歯科大学医学部卒。沖縄県立中部病院内科・感染症科研修，同県立宮古病院での勤務の後，19 年に渡米。米国ハーバード大学ケネディ行政大学院公共政策学修士課程修了，21 年より同大学政治学部博士課程に在籍する。専門は国際関係論，計量政治学，公共政策学，グローバル・ヘルス。診療に携わった症例を数多く英文でまとめ，*The New England Journal of Medicine* や *Journal of the American Medical Association* などのジャーナルに報告している。

金城　光代 きんじょう　みつよ

1994 年東北大学医学部卒。亀田総合病院研修医，米国ベス・イスラエル病院レジデント，コロンビア大学病院リウマチ膠原病フェロー，コロンビア大学公衆衛生大学院修士課程修了。2008 年より沖縄県立中部病院総合内科／リウマチ・膠原病科。日本と米国の内科専門医・リウマチ専門医資格を有する。日々の診療の傍ら指導医として，研修医ら若手医師にケースレポート執筆のサポートをしている。著書に『ジェネラリストのための内科外来マニュアル第 2 版』（医学書院）などがある。

トップジャーナルへの掲載を叶える
ケースレポート執筆法

発　行　2023 年 1 月 15 日　第 1 版第 1 刷ⓒ

著　者　向川原充・金城光代

発行者　株式会社　医学書院

　　　　代表取締役　金原　俊

　　　　〒113-8719　東京都文京区本郷 1-28-23

　　　　電話　03-3817-5600（社内案内）

印刷・製本　アイワード

謝辞

　本書執筆の最大のきっかけは，私が沖縄県立中部病院の内科チーフレジデントとして，毎週開催される症例検討会のコーディネートを担ったことでした。初期研修医が発表者として，全内科医師の前で教育的症例を発表するこの症例検討会は，病院の伝統であり，またその厳しさから，数々のエピソードが生まれる場でもありました。

　私が症例検討会のコーディネートを担った際，その課題として，研修医の出席者数減少がありました。沖縄県立中部病院では，1年目研修医が病棟からのPHSコールをまず全て引き受け，また2年目研修医は外来および病棟担当医として常に何十名もの患者を担当します。こうした業務の中——また，実臨床にこそ本当の学びがあることを，皆が認識している中——最も忙しい，朝の1時間近くを症例検討会出席のために費やすことは，なかなか難しいのが実情でした。同じひとりの研修医として，実のところ私自身も，その感覚を共有するところがありました。日々刻々と，しかも微細に変化していく入院患者の呼吸音や心音を追ったり，あるいは先人たちの名が冠された所見を疑わせる臨床徴候を見つけたり，そして何より，治療の成果を肌で感じることができる実臨床に適う喜びは，実際そうあるものではありません。

　当時の指導医と相談し至った結論は，参加したくなる，学びあるカンファレンスを運営することでした。そして教育的症例提示という視点から，日々の臨床業務や研修を終えた深夜に *The New England Journal of Medicine*（*NEJM*）や *Journal of the American Medical Association*（*JAMA*），*Lancet* などの症例報告を分析する中で編み出されたのが，本書で紹介する重層化された学びの抽出であり，あるいは物語性を持った教訓のある症例提示などの手法でした。当時診療と研修の傍ら行っていた，初期研修医の症例検討会の参加状況追跡や，彼らの入院時診療録および救命救急センターでの外来診療録レビューからは，こうした取り組みが初期研修医の症例検討会参加率向上につながり，さらに初期研修医がその学びを，直後の救急外来診療に活かしている姿を見ることができました。また，検討症例のい

くつかは，実際に上に挙げたような医学ジャーナルにも掲載されることとなりました。

　もちろん，症例報告執筆は，臨床医の主たる業務には決してなり得ません。「臨床」という2文字が明確に指し示すように，現場にいる者にとって，その責務がベッドサイドにあるのは誰もが納得するところでしょう。あるいは，論文を執筆するにしても，臨床研究や基礎研究の成果をまとめるべきだ，という意見もあるかもしれません。しかしながら，私が沖縄での臨床医としての修練のあいだに気付かされたことのひとつは，どれほど多忙な臨床業務の合間を縫ってでも，実臨床のみならず誌上の印象的な症例からも学び，またその執筆を行いたいと願う医師は，決して少なくないということでした。そうした熱意は必ずしも功名心から生じるものではありません。それはむしろ自らが現場で休みなく働く中で学んだことを広く注意喚起することにより，現場から少しでも臨床医学の質の向上に貢献したい，という純粋な想いに由来するものでした。こうした方々の秘めた熱意を無下にしないために，私自身の執筆経験にも基づき，特に *NEJM* や *JAMA* など，臨床推論関連の症例報告執筆を目指すための考え方や方法論をまとめたいと考えたのが，本書執筆のきっかけです。その後，私自身も症例報告執筆の指導を仰いだ金城光代先生（沖縄県立中部病院総合内科／リウマチ・膠原病科）に相談し，約2年程度の執筆期間を経て，本書が完成しました。

　本書は，地域の中核病院などで日々多忙な臨床業務に携わる——すなわち，電子カルテの前に座り続けるのではなくベッドサイドに赴くことを好むような，あるいはベイツ以上にサパイラの風土感を好んで講読するような——専攻医やスタッフ医師をはじめとする若手医師を，主な対象としています。執筆に当たっては，私たちの経験した具体的事例を可能な限り織り交ぜながら，教育的な内容となるよう配慮しています。本書の内容は英文での症例報告執筆からその指導方法まで多岐にわたります。本書が，これから特にトップジャーナルと呼ばれる医学ジャーナルでの症例報告執筆を目指す方，その指導に携わる方，ジャーナルの種類によらず初めて英文症例報告を目指す方，あるいは院内症例検討会など実臨床

での医学教育に携わる全ての方のお役に立てることを，著者一同，心から願っています。

　沖縄県立中部病院での修練，および同宮古病院での内科・感染症科医師としての勤務を経て，私はご縁あって臨床をいったん離れることになりました。ですが，今でも私を研究活動に奮い立たせてくれるのは，沖縄での臨床の記憶です。日々深夜まで共に勤務した研修プログラム同期の医師，そして毎日懇切丁寧に指導してくださった沖縄県立中部病院感染症内科／総合内科の指導医の先生方をはじめとする全ての方々に，この場をお借りしてお礼申し上げます。また，本書執筆の契機となった症例検討会で発表を行った研修医の先生方，毎週数多くのフィードバックをくださった先生方，そしてこれまで執筆した症例報告執筆に快く同意してくださった患者様とそのご家族の方々に，心からのお礼を申し上げます。さらに，企画立案から原稿の校正に至るまでお世話になった医学書院の井上岬氏，池田大志氏，高梨朋哉氏，原稿に多数のご助言をくださった會田哲朗先生（福島県立医科大学　総合内科），赤尾敏之先生（亀田総合病院リウマチ・膠原病・アレルギー内科），大島崇司先生（沖縄県立中部病院），金城紀与史先生（沖縄県立中部病院総合内科），佐藤直行先生（ハートライフ病院総合内科），島袋彰先生（ハーバード大学・ケネディ行政大学院），杉田周一先生（杉田医院，沖縄県立宮古病院総合診療科），砂川惇司先生（沖縄県立宮古病院総合診療科），照屋寛之先生（東京大学医学部附属病院アレルギー・リウマチ内科），成田雅先生（沖縄県立南部医療センター・こども医療センター感染症内科），湊真弥先生（板橋中央総合病院総合診療内科），矢野裕之先生（沖縄県立中部病院総合内科／リウマチ・膠原病科）（五十音順にて掲載）に，この場をお借りして深く感謝申し上げます。

　　2023 年 1 月

著者を代表して

向川原　充

目次

本文・表紙デザイン　遠藤陽一（デザインワークショップジン）
イラスト　　　　　　清水淳子

序章

インパクトの高い症例報告を
執筆するために

臨床医として日常診療に携わる中，誰もが一度は症例報告（ケースレポート）を執筆したことがあると思います。それは院内の症例検討会としてまとめた症例かもしれませんし，あるいは学会発表や査読ジャーナルへの報告かもしれません。多忙な臨床業務の合間を縫って行うひとつの〈研究〉成果として，臨床医にとって症例報告は，身近な存在ではないでしょうか。

　執筆者としてのみならず，読み手としても，臨床医にとって症例報告は身近な〈研究〉手法です。もちろん，症例報告は大規模臨床研究のように質の高いエビデンスを生み出すことはありません。正直なところ，引用されることもあまりないのが実情です。しかしながら，臨床症例をまとめた短い報告は，時として大規模臨床研究以上に臨床医の記憶に残り，鑑別診断を整理するためのパールを提供し，そして日常診療──場合によっては，数時間後の救急外来での診療──にも役立つことがあるものです。また，学生時代に勉強会などの形で，*The New England Journal of Medicine*（以下，*NEJM*）をはじめとした，著名な医学ジャーナルに掲載された症例を再検討することも，今では珍しくありません。

　私たちは通常，こうした記憶に残る症例報告を，読み手として見ることが多いものです。確かに，著名な医学ジャーナルに掲載される症例報告の多くは，欧米諸国からのものがほとんどです。例えば *NEJM* の「Clinical Problem-Solving」は，「Case Records of the Massachusetts General Hospital」と併せて多くの医師が講読する症例報告のセクションですが，2022年11月現在，アジアの医療機関からの掲載症例はわずか1例です。*Journal of the American Medical Association*（以下，*JAMA*）の「Clinical Challenges」は，短いながらも臨床医として気付きや学びの多いセクションですが，日本からの同セクションへの投稿も，決して多くありません。

　ここでは日本からの掲載が少ない理由について，詳細に分析することは控えます。ですが私たちのこれまでの執筆経験を振り返るとき，こうしたトップジャーナルに症例報告を掲載することは，決して夢物語でないことだけは指摘できます。私たちはこれまで，沖縄県立中部病院をはじめとする教育研修病院において，診療や教育に携わりながら，その合間を縫って症例報告の執筆を行ってきました。私たちが症例報告の執筆を継続してきた理由は，ひとえに私たち自身がこうした誌上症例から学び，またその教訓によって臨床で救われる

ことが少なくなかったからです。読み手のひとりとして，私たちは症例報告執筆を責務のひとつとして捉え，目の前の現場から学んだ教訓をより広く知らしめ，注意喚起する方法を日々模索してきました。これらの成果は *NEJM* の「Clinical Problem-Solving」[1)]，*JAMA* およびその系列ジャーナルの「Clinical Challenges」など[2-8)] に複数掲載されています。日常臨床や教育業務の合間の執筆ですので，1 日たった 10 分さえ執筆の時間を確保できない日も少なくありません。ですがこうした臨床業務の傍ら，これらのジャーナルに症例報告を掲載していくことは，決して不可能なことではないのです。

　もちろん，いわゆるトップジャーナルに掲載されることが全てではありません。医師にとって，症例報告執筆の動機はさまざまです。専門医取得のために学会誌に投稿することかもしれませんし，あるいは商業誌への執筆が目的かもしれません。しかしながら，現実として多忙な臨床医が日々必ず目を通すのは，それぞれの領域で著名なジャーナルのみであることにも，留意する必要があるでしょう。いわゆるトップジャーナルに掲載された症例は，より多くの医師に読まれる可能性があるのです。その意味で，私たち自身が普段講読する医学ジャーナルへの掲載を——それも，英文で——目指すことは，現場での教訓をより広く共有するためにも，ある意味自然なことだと言えるのではないでしょうか。

症例報告の種類

　ここでまず，症例報告の種類について少し考えてみましょう。症例報告は，大きく以下の 5 種類に分けられます。

- 臨床推論提示型
- クイズ型
- 簡易的文献レビュー添付型
- 網羅的文献レビュー型
- 画像投稿

臨床推論提示型

臨床推論提示型とは，経過を細分化し，診断に至るまでの臨床推論のプロセスを提示するものです。代表的なものには *NEJM* の「Clinical Problem-Solving」があります[注1]が，それ以外にも *Journal of Hospital Medicine* や *Journal of General Internal Medicine* などが，同様のセクションを持っています。症例報告の中では最も長文の部類であり，実際，執筆から掲載までかなりの労力が必要となります。そのためか，ジャーナルによっては執筆プロセスがシステム化されているものもあります。例えば *Journal of Hospital Medicine* では，あらかじめ症例の経過や教訓の要点をまとめて提出し，その内容によって，実際に執筆するにふさわしいかが編集部によって判断されます。もちろん，原稿は後に査読されるため，最終的に掲載されない可能性は残ります。ですが，少なくとも全く掲載可能性のない症例報告執筆に時間を費やすことだけは避けられるでしょう。

クイズ型

クイズ型は，臨床経過の途中で読者に選択肢を提示し，次の診断的検査や治療，あるいは臨床診断を選ばせるものです。*JAMA* 系列の「Clinical Challenges」が特に有名です。簡易的文献レビューに基づきディスカッションを執筆するなど，クイズの有無を除けばいわゆる通常の症例報告と大差ありません。投稿に際しては，ジャーナルによってクイズに求めるものが異なることを認識する必要があります。例えば *JAMA* の親ジャーナルであれば，シンプルな症例は採択されないでしょう。一方で *JAMA* 系列のサブジャーナルであれば，むしろシンプルで教育的な選択肢が求められることもあります。実際私たちの投稿が

注1 *NEJM* は 2022 年 1 月に *NEJM Evidence* と呼ばれるサブジャーナルを刊行しました。ここには「Morning Report」と呼ばれる，まさにモーニング・レポート（毎朝研修医を対象に，前日入院した興味深い患者の臨床推論を，指導医の指導のもと議論するケース・カンファレンス）をそのまま文字起こししたような形式の論文が掲載されています。*NEJM Evidence* の今後の方向性（PubMed 収載，インパクト・ファクターなど）は本稿執筆時点では判然としませんが，投稿先のひとつとして検討の余地はあります。

JAMA Oncology に掲載された[5]とき，編集部が求めていたのは，専門医試験に出題されるような症例と選択肢のようでした。

簡易的文献レビュー添付型

簡易的文献レビュー添付型とは，いわゆる狭義の（私たちが通常イメージする）症例報告です。症例の経過をまとめた後，その領域で鍵となる文献に基づき，症例の教訓を討議します。ほとんどのジャーナルが，この形式で症例報告を掲載していると思われます。なお，*JAMA Internal Medicine* の「The Teachable Moment」など，筆頭著者を研修医／専攻医などに限定しているものもあります。

網羅的文献レビュー型

網羅的文献レビュー型は，簡易的文献レビュー添付型と比べて，文献レビューの比重が大きな症例報告です。網羅的とはいえ，システマティック・レビュー（Systematic review）の手法に則ることを求められるのはあまりありません。ですが，先行文献を詳細にまとめるなど，症例提示よりも文献解析の比重が大きくなるため，チームとして計画的に執筆を行う必要があります。*Lancet* 系列の「Grand Round」が，その代表例として挙げられるでしょう。

画像投稿

画像投稿は，印象的な臨床画像に 100 語程度の短い説明を付記する形式です。日本からも *NEJM* の画像セクションには過去に複数の掲載があります。症例報告とは大きく性質が異なりますが，執筆語数が非常に少なくて済むため，手軽に投稿できるのがメリットと言えるでしょう。

これら 5 種類のうち，本書で主に扱うのは，*NEJM* や *JAMA* などが掲載する，臨床推論提示型およびクイズ型の症例報告です[注2]。とはいえ，執筆に向

注2　画像投稿については，第 1 章のコラムにその着眼点を含めてまとめました。

けた考え方は他の種類にも応用できると私たちは考えています。したがって，どのような症例報告を執筆する際も，本書の内容は活用できるはずです。

症例報告執筆の考え方

　症例報告の執筆に当たって私たちがまず指摘したいのは，現場から *NEJM* や *JAMA* などの医学ジャーナルに症例報告を掲載することは，必ずしも夢物語ではないということです。もちろんこうしたトップジャーナルへの掲載には，運の要素があるのも事実です。類似症例の掲載有無や，偶発的に生じた診断学上の学びをはじめ，私たちがコントロールすることのできない要素は数多く存在するものです。ですがそれでも，執筆までに一定の思考過程をたどることで，執筆文献がアクセプトされる確率を高めることはできるのです。

　ただしそのためには，日常臨床とは若干異なる考え方が必要になります。私たちが強調したいのは，以下の点です。

- 稀少性だけでは掲載されない
- 読者それぞれの日常診療に直結する，重層化された教訓が必要となる
- ストーリー性が求められる

稀少性だけでは掲載されない

　症例報告の執筆は稀少性への固執を避けることから始まります。中でも *NEJM* や *JAMA* などの臨床推論症例の執筆を目指すのであれば，稀少性それ自体が掲載の鍵とはならないことを，確実に認識する必要があります（もちろん，*NEJM* や *JAMA* 以外の多くのジャーナルでも，通常稀少性は鍵とはなりません）。稀少な症例を探すのではなく，日常診療に確実に活きる教訓がある症例を探すことが，症例報告執筆のための最初のステップとなるのです。

重層化された教訓が必要となる

　症例の教訓は，具体的な読者を複数想定した，重層化されたものが望ましいでしょう。重層化の視点は，研修医／専攻医／専門医という区分けかもしれませんし，あるいは総合内科医/非総合内科医という分類かもしれません。いずれにせよ大切なのは，読者層をモレ・ダブリなく具体的に想像し，そのそれぞれが翌日からの診療に活かせる教訓を用意することです。そして，読者層それぞれに対して，クリニカル・パール（Clinical pearl）となり得る教訓を構築することです。誰の，何に関する考え方を変えるのか——このことを十分に考えずに，いきなり執筆を始めるのは避けるべきです。

ストーリー性が求められる

　記憶に残る症例報告には，何らかの物語（ストーリー）性があるものです。なるほど，学術文献はフィクションではないとの意見は，確かにもっともです。ですが，例えば*Lancet*はかつて症例報告について論じる中，ストーリー性の重要さを明確に指摘しています[9]。もちろんストーリー性が必要であるとは，ストーリーを作り上げることを意味しません。そうではなく，目の前の症例を私たちが執筆しようと思った契機——それはまさに，その症例のストーリー性でもあります——を，明確に言語化することを意味しているのです。

効果的かつ効率的な執筆の方法

　前述の３点を理解した上で，私たちは限られた時間を効率的に使い，執筆を行わなくてはなりません。実臨床の多忙さに鑑みると，執筆に当たって私たちは，特に以下の点に留意する必要があります。

- 効果的な執筆のためのチームを構成する
- 症例の学びを論理的に構築し直し，効率的かつ効果的に文献を検索・引用し，執筆する
- 信頼される著者はどうあるべきかを理解しつつも，現場に配慮のある文献とする

効果的なチーム構成が鍵となる

　他の学術論文執筆と同様，症例報告においても，効果的な執筆チーム構成は不可欠です。筆頭著者のみならず，それを専門的見地から助言する役割，あるいは執筆全体を仔細に指導する役割など，症例報告に必要な役割は数多くあるものです。これらを早期に見定め，効率的に執筆することで，臨床現場から成果を発信し続けることが可能となるでしょう。また，経験を積むにつれて，次第に執筆者ではなく指導者として症例報告に関わることも多くなるはずです。この際，どのように執筆を指導するかを理解することも大切です。

効率的かつ効果的な文献引用が求められる

　多忙な臨床業務の合間に，効率的かつ効果的な文献検索と引用を行うことは，決して簡単ではありません。また，教訓や症例のストーリー性と結び付けてディスカッションを展開することも，慣れないうちは難しく感じるかもしれません。これらを臨床業務の合間に行い，必要な文献を確実に含めることは，症例報告における重要な要素のひとつです。

著者としての責任を十分理解し，
現場の想いに配慮した文献とする必要がある

　私たちは臨床現場からその〈研究〉成果を発信する立場として，著者に関する基準に十分配慮する必要があります。症例を診たから，原稿を一読したから，著者となるわけではありません。こうした著者や謝辞に関する基準は，症例報告においても遵守すべきものです。
　一方で，困難な症例に立ち向かった医療従事者や，執筆を承諾した患者とそ

の家族への配慮も，忘れてはいけません。診療に関わった医療従事者の貢献を著者として記載できなくても，謝辞などを通じて配慮をすることは十分可能です。また，症例報告執筆は，患者の体験を医療従事者の視点で文献にする過程でもあります。患者やその家族から単に同意書を取得するだけでなく，患者とその家族の想いに十分配慮した文献とすることも大切です。

本書の目的と構成

　本書の目的は，いわゆるトップジャーナルと呼ばれる医学ジャーナルに，多忙な臨床業務の合間を縫ってどう症例報告を発信するかを，上記の考え方と執筆方法に基づいて紹介することです。本書はこれらを効果的に学べるよう，次のように構成されています。

第1章　症例の学びを抽出する

　初めに紹介するのは，症例の教訓を抽出するための考え方です。第1章では，まず臨床医としての学びと，症例報告としての学びが本質的に異なることを説明します。読者を明確に想定し，誰の，何に関する考え方を変えるのかを十分検討することが，症例選択の鍵となります。

　続いて，報告に適した症例を見極めるための方法を紹介します。診断が明らかになるプロセス，教訓と症例の関係などを検討することで，どのような症例が報告に向いているかを見いだすことができます。その上で，学びを洗練させるための方法や，その質の確認方法を提示していきます。

第2章　ストーリーを抽出する

　教訓を検討したら，次に行いたいのはストーリーの抽出です。第2章では，症例からストーリー性を抽出する方法について考えます。ここでは，パブリック・ナラティブ（Public narrative）[10]と呼ばれる，症例報告にも活用し

やすい物語の型を提示し，症例のストーリー性について考えます。その上で，実際に症例提示を執筆する過程について検討します。現場で効率的に執筆を継続するために，執筆作業を分割して取り組みやすくする方法を紹介します。最後に，執筆した文章の推敲方法についても，その要点を提示します。

第3章　執筆チームを構成する

教訓とストーリーの抽出が終わったら，次に執筆チームの効果的な構成を考えましょう。これまでの症例報告や論文執筆に関する類書では，どのようなチームが効果的で，それをどう構築していくかの視点があまりありませんでした。ですが，症例報告といえどもチームとして執筆することになります。どのような役割のメンバーが必要で，それをどう選んでいくかを紹介します。また，指導者と学習者の双方の視点から，どう効果的に指導をする/受けるかについても提示していきます。

第4章　ディスカッションを組み立てる

続いて行うのは，ディスカッションの執筆です。多忙な現場で文献を執筆するためには，効果的かつ効率的に作業を進める必要があります。ここでは，ディスカッションに必要な4つの要素，ディスカッションの段落構成，そして英文執筆や文献検索/批判的吟味について，私たちのグループが行った実際の症例報告に基づいて紹介します。

第5章　投稿できる体裁に整える

原稿がある程度形になったら，次に考えるべきは体裁の調整や著者基準などについてです。第5章で提示するのは，著者基準，投稿要件，カバーレターなど，実際の投稿に必要な手続きについてです。なお，著者基準については実際の執筆への貢献を見ずには判断できないため，本書ではあえて執筆後に検討する形をとっています。ここでは，まず投稿要件と医学雑誌編集者国際委員会（ICMJE）の著者基準[11]について確認し，そのピットフォールについても紹

介します。

　続いて，患者と家族の想いや，医療従事者の想いに配慮できる文献を作成するために必要な事項を提示します。症例報告において最も重要なのはその科学的妥当性です。しかしながら，現場にいる医師として症例報告を発信していくとき，症例に関わる方々の想いを可能な限り汲み取ることも，それと同じくらい大切なことです。これらを紹介した後，最後にカバーレターの執筆方法について，具体的な事例を踏まえつつ提示します。

第6章　フォローアップを確実に行う

　最終章では，投稿や掲載後のフォローアップに関する内容を紹介します。査読コメントに効率よく対応する方法や，コメントを踏まえた再投稿のための戦略のアップデート，さらに編集作業や掲載日までの対応について説明します。また，著者としての責任は，論文掲載後も続くものです。責任ある著者として，掲載後に何が求められるのかについても紹介します。

本書の活用方法

　本書の内容は，症例報告執筆の基礎から指導方法まで多岐にわたります。したがって，初めて症例報告を執筆する方から，熟練した執筆者に至るまで，臨床現場からその成果を発信しようとする全ての方の役に立てるのではないかと私たちは思っていますし，またそうなることを心から願っています。そして臨床や執筆に関する経験に合わせて，本書はさまざまな形で活用していただけると思っています。本書は多忙な臨床業務の合間に読まれることを想定しており，つまみ食いのような形でも十分に活用できるよう配慮しています。例えば臨床経験年数と執筆経験によって2×2表を作るとすれば（図1），各章のターゲットは次のようになります。

　第一に，臨床経験と執筆経験いずれもあまりない場合は，指導医から手取り足取り教えてもらいつつ，文献の主たる執筆者となることが最も多いでしょ

| 図1 | 臨床／執筆経験に合わせて本書を活用できる

本書は全6章からなる。それぞれの章は通読するのみならず，臨床経験や執筆経験に合わせてアラカルトのように活用できる。ここでは，横軸に執筆経験を，縦軸に臨床経験をとり，執筆経験と臨床経験に基づき，読者のみなさんを2×2の4タイプに分類する。例えば臨床と執筆いずれの経験も乏しい場合（左下）は，教訓，ストーリー，ディスカッション，体裁に関する各章が参考になるだろう。あるいはいずれの経験も十分ある場合（右上）は，ストーリーとチーム構成に関する章だけでも一読いただけると，何らかの新しいヒントが得られるはずだ。

う。この場合，症例の教訓（第1章），症例のストーリー性（第2章），ディスカッションの構築（第4章），投稿のための体裁（第5章）が，特に執筆の助けとなるのではと思います。

　第二に，臨床経験はあるが執筆経験があまりない場合は，臨床での意義深い教訓については，経験的に十分理解されていることと思います。したがって，症例のストーリー性（第2章），執筆チーム構成（第3章），ディスカッションの構築（第4章），投稿のための体裁（第5章），フォローアップ（第6章）が，その役に立てるのではと考えています。

　第三に，近年では学生のあいだに執筆経験を複数持った上で，臨床での修練を始める方も珍しくありません。この場合，学術文献執筆に共通する要素は既

に十分理解されていることと思います。その一方で，筆頭あるいは責任著者としてフォローアップまで行うことは，学生のあいだではさほど多くないでしょう。したがって，症例の教訓（第1章），症例のストーリー性（第2章），執筆チーム構成（第3章），フォローアップ（第6章）が，症例報告執筆の一助となるはずです。

　最後に，臨床経験と執筆経験がある場合，今後の目標として *NEJM* や *JAMA* などトップジャーナルへの掲載を考えているかもしれません。この場合，本書の最も特徴的な内容——すなわち，症例のストーリー性（第2章）と執筆チーム構成（第3章）——が，それを叶える手助けになるのではと，私たちは考えています。

臨床経験と執筆経験いずれもあまりない場合 （図2）

　症例報告執筆には，ある程度まとまった時間が必要な作業と，限られた時間で行える作業のふたつが必要です。前者には，例えば教訓やストーリー性の抽出があります。また後者には，症例やディスカッションの執筆などがあります。臨床と執筆いずれの経験も乏しい場合は，これらの作業工程に着目し，まずは2か月程度で本書を参照しつつ，初回原稿を執筆することを目標としてみましょう。

　あくまで一例ですが，本書の活用方法として，例えば以下のようなスケジュールが考えられます。まず，教訓やストーリー性の抽出について，本書を読みながら週末を使って検討しましょう。教訓とストーリーのそれぞれに週末を当て，2週間程度で方針が立つのが理想的です。また，この間に直接の指導医と最低1回はミーティングを行い，方針の妥当性を確認しましょう。教訓とストーリーについて検討し，第2章を理解すれば，症例提示の執筆は1日10分程度でも2週間程度で完成させられるはずです（症例提示が合計400 words，20 words×20センテンスで，毎日2センテンスずつ執筆すると仮定）。症例提示の執筆が終わった段階で，指導医とのミーティングを行うとよいでしょう。2か月目は，主に文献検索とディスカッション執筆に費やすことになります。まず文献検索とディスカッションの構築に関する第4章を理解し，2〜3週間程度での執筆を目指しましょう。その上で，最後に投稿先に合わせた体裁調整を行っていきます。

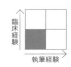

◯ 執筆チームとのミーティング

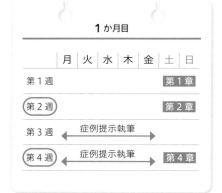

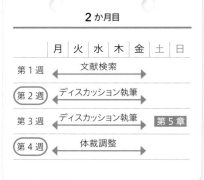

| 図2 | 症例選択と執筆に注目し，2か月程度での執筆を目指す

初学者のうちは，症例を適切に選択する方法論（教訓，ストーリー）を理解し，まとまった時間が必要な作業と短時間でできる作業をさらに分けて効率的に執筆する方法を経験することに注力したい。例えば第1，2章を週末2週間かけて理解し，次の2週間で症例提示を執筆，その上でディスカッションの執筆方法（第4章）を理解し，次の1か月で文献検索とディスカッション執筆，体裁調整を行いたい。この間，隔週程度でよいので，論文執筆の指導医に進捗を報告・確認することも忘れないようにしよう。

臨床経験はあるが執筆経験があまりない場合（図3）

　これまで臨床で数多くの症例を経験し，今後執筆にも携わりたい場合は，何が教訓としてふさわしいか，直感的に十分に理解されていることと思います。また，執筆と指導の双方でいきなり主導的役割を担うこともあるかもしれません。したがって，本書の第1章以外をざっと読みつつ，執筆に取り組むことが効果的だと思われます。本書の活用方法としては，例えば第2〜6章を，週末などに確認しつつ，症例提示，文献検索／ディスカッション執筆，体裁調整を，それぞれ1〜2週間ずつを目安に，少しずつ進めていくことが考えられます。執筆と指導の双方を同時に行う場合は，隔週程度で進捗を確認することも一案です。

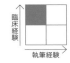

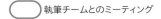 執筆チームとのミーティング

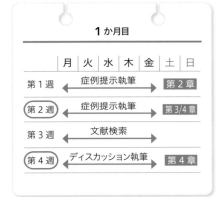 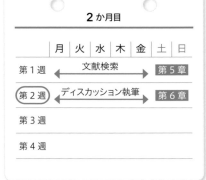

| 図3 | **ストーリー性に着目し，症例提示を速やかに執筆する**

臨床現場の経験を踏まえ，今後症例報告の執筆にも携わりたいと考えている場合，本書の第2〜6章を理解しつつ，症例提示執筆，文献検索，ディスカッション執筆，体裁調整をそれぞれ1〜2週間程度で進めていく。もし同時に研修医の執筆指導も行う場合は，隔週程度でよいので進捗を確認することも有効。

臨床経験はあまりないが執筆経験がある場合（図4）

　学生時代に学術論文執筆に携わったことがある場合，文献検索やディスカッションの執筆は既に経験があることでしょう。この場合，臨床現場に直接還元できる教訓が何かを理解し，また症例報告の特異性に焦点を当てた執筆が有効です。本書の第1〜3章および第6章を確認しつつ，症例選択や症例提示の執筆に焦点を当てて作業を行いましょう。文献検索やディスカッションは，学術論文と比べれば，比較的速やかに執筆ができるはずです。また，学生時代の研究経験では通常，責任著者になったり，あるいはフォローアップで主導的役割を果たしたりすることはあまりないはずです。したがって，こうした役割にまつわる責務（第6章）を一度理解しておくことも有効です。

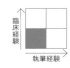

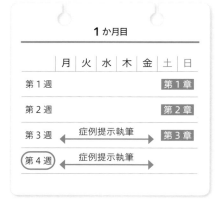

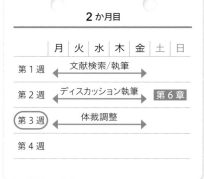

○ 執筆チームとのミーティング

		1か月目					
	月	火	水	木	金	土	日
第1週						第1章	
第2週						第2章	
第3週	← 症例提示執筆 →					第3章	
第4週	← 症例提示執筆 →						

		2か月目					
	月	火	水	木	金	土	日
第1週	← 文献検索/執筆 →						
第2週	← ディスカッション執筆				第6章		
第3週	← 体裁調整 →						
第4週							

| 図4 | **ストーリー性と教訓に着目し，症例報告の要点を掴む**

既に執筆経験があれば，文献検索やディスカッションにはあまり時間をかけなくてもよい。まず症例報告の特異性を把握し（第1，2章），その上で症例提示執筆を行う。チーム構成（第3章）やフォローアップ（第6章）についても，適宜時間を見つけて理解したい。症例提示執筆後，ディスカッション執筆後に，執筆チームに確認することも大切になる。

臨床経験と執筆経験がある場合（図5）

　指導者として症例報告に関わる場合は，執筆チームのモチベーションをうまくマネジメントしつつ，現実的ながらも可能な限り目標を高く掲げ，執筆チームを先導していくことが求められるでしょう。したがって，本書の最もユニークな点であるストーリー性（第2章）やチーム構成（第3章）について簡単に把握しつつ，執筆や指導を行っていくことが有効です。この際，隔週程度でもチームの状況を把握することで，執筆を効果的に指導していくことができるのではと思います。

　症例報告執筆のための類書は，決して少なくはありません。ですが，多忙な臨床業務の合間に，どうすれば効果的かつ効率的に，記憶に残る症例報告の執

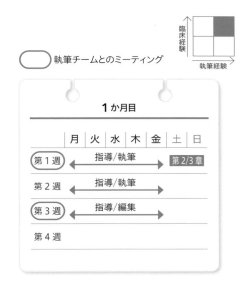

執筆チームとのミーティング

| 図5 | **ストーリーとチーム構成を手短に把握し活用する**

指導者として症例報告に携わる場合は，第2, 3章の内容を簡単に把握し，チームのモチベーションをうまく管理しながら文献を高みに導いていくことが有効である。

筆を行うことができるのかをまとめた書籍は，現状限られています。もちろん，ここに紹介する考え方や手法だけが全てではないでしょう。また，本書が焦点を当てるのは，症例報告の中でもやや特殊な形式なのかもしれません。ですが本書をきっかけに，日々多忙な臨床を支える臨床医の手によって *NEJM* や *JAMA* などの医学ジャーナルに，より多くの症例が発信されるようになれば，それは私たちとしても望外の喜びです。

文献

1) Mukaigawara M, et al：A curve ball. N Engl J Med. 383（10）：970-975, 2020. ［PMID：32877587］
2) Mukaigawara M：Going home, dying. JAMA Intern Med. 176（11）：1603, 2016. ［PMID：27668403］
3) Mukaigawara M, et al：Diffusely elevated ST segments on electrocardiography. JAMA Cardiol. 1：229-230, 2016. ［PMID：27437899］
4) Mukaigawara M, et al：Fever, rash, and abnormal liver function test results. JAMA. 320 （24）：2591-2592, 2018. ［PMID：30489618］
5) Teruya H, et al：Progressive dyspnea in a woman with genital skin lesions. JAMA

Oncol. 6 (3) : 433-434, 2020. [PMID : 31917408]

6) Yano H, et al : Eosinophilic fasciitis. JAMA Dermatol. 156 (5) : 582, 2020. [PMID : 32236499]

7) Yano H, et al : Pruritic rash and diarrhea. JAMA. 325 (11) : 1103-1104, 2021. [PMID : 33724306]

8) Oshima T, et al : Chronic Abdominal Pain and Anemia in a 59-Year-Old Man. JAMA. 328 (2) : 198-199, 2022. [PMID : 35749111]

9) Berman P, et al : Case reports in the Lancet : a new narrative. Lancet. 385 (8875) : 1277, 2015. doi : https://doi.org/10.1016/S0140-6736(15)60642-0

10) Ganz M : What is public narrative? 2016. https://projects.iq.harvard.edu/files/ganzorganizing/files/what_is_public_narrative.pdf

11) ICMJE : Recommendations for the conduct, reporting, editing, and publication of scholarly work in medical journals. 2021. http://www.icmje.org/icmje-recommendations.pdf

column | 1

臨床医がなぜ症例報告を執筆するのか

　診断困難ケースなど臨床上判断に迷う症例に直面したとき，文献検索した結果，過去の症例報告が新たな診断・治療の一助となることはしばしば経験します。過去の症例報告に助けてもらいながら目の前の症例を紐解いていく臨床場面は，過去と現在という時間の軸を超えて先人からの教えを請う体験であり，先人が残した症例報告に深く感謝する瞬間です。自分の経験した症例を通じて，将来の患者さんに還元すること，すなわち今の自分が出合った症例を紙面に残して報告していくことは，「臨床医としての役割」のひとつといってもいいでしょう。

　なぜ臨床医が症例報告をしていくことが大切なのでしょうか。一言で言えば自らの臨床力の向上と臨床医としての社会貢献の２つの側面としてまとめられるでしょう。日常の臨床業務に加えて症例報告や学会発表を行うことは，発表準備を重ねる過程で疾患の理解が深まり，自らの臨床能力を高め，臨床医としての大きな財産になります。症例報告を経験すると，執筆した疾患だけでなく，日々の臨床において調べながら学ぶという習慣が身につき，いつの間にか日常診療の中で次に書きたい症例をまた探すようになります。症例を客観的に眺めて，文章として残すならどのような軸が他者にとっての学びになるのか，自然と意識するようになります。執筆が楽しい，というサイクルにつながっていきますので，次の症例報告を書きたくなります。臨床医としての社会貢献とは，自分の経験を他の医師と共有することです。英文執筆した症例報告には学会発表以上の価値があるでしょう。学会会場というその場限りだけでなく，紙面を通じて後世の人に症例を共有でき，世界中の人たちに読んでもらえる可能性があります。

　「こんな耳にしたこともない珍しい診断名は症例報告をしたらうまくいくだろう」「この最終診断でこんな検査値異常が出ることは稀だから，症例報告に値するだろう」。診断に難渋した場合や，自分の知らなかった珍しい疾患に出合ったときに，症例を報告したいとの思いに駆られるかもしれません。過去の報告と異なる新規性があるか，なぜこの症例が報告に値するのか，読者の視点

に立ってきちんと検証する必要があります。

　珍しい症例がそのまま症例報告できる，とはなりません。症例報告はランダム化比較試験（RCT）や科学的根拠を示す臨床研究の論文と異なります。主訴や病歴・身体所見，一般的な検査からプロブレムリストを挙げ，診断の仮説を導き出す臨床推論の流れにおいて鑑別診断を考えるときに，すぐには思いつかないが明日から同様の症例を見たら思い出せるような，特徴が伝わる内容が良い症例報告です。執筆指導において重要なことは，症例に含まれるメッセージを言語化することです。

　臨床研究の学術論文と違い，エビデンスレベルは最も低いとされる症例報告の価値は何でしょうか。臨床での自分の経験をストーリーとして残すことです。臨床場面だけでなく，世の中の出来事がストーリーとして物語られたとき，人の心に響きます。症例報告はその患者さんの病いと向き合った証を残すことでもあります。自分の関わった患者さんのことを思いながら，症例をストーリーとして紙面に残してくことは，臨床医としての喜びといっても過言ではないと思います。

第 1 章

症例の学びを抽出する

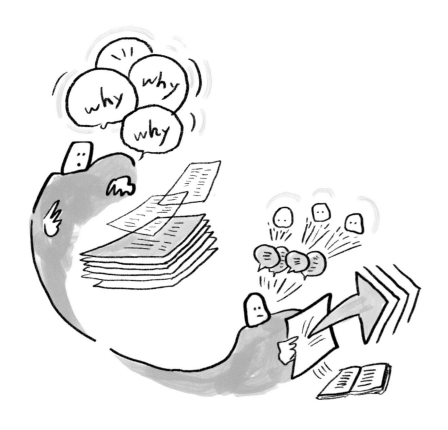

誰の，何に関する考えを変えるのか？[1)]

ギャリー・キング
Gary King
ハーバード大学政治学部教授

　症例報告執筆の初めのステップは，目の前の症例から得られる学びを抽出することです。症例から得た学びは，症例報告におけるディスカッションの要点（Take-home message）となります。編集部や査読者が最も気にかける点のひとつでもあるため，投稿時の採否に大きな役割を果たします。症例報告執筆というと，つい英作文や投稿過程に気を取られがちですが，私たちは症例の選定と学びの抽出にこそ，最も慎重にならなくてはなりません。

　本章では，症例の学びを適切に抽出するための思考過程と方法論を考えていきます。具体的には，以下の内容を順に紹介します。

- 臨床医としての学びと，症例報告としての学びの差異
- 報告に適した症例の特性
- 症例から得られた学びを洗練させる方法
- 報告に適した症例や，読者にとって良い学びの確認方法

臨床医としての学びと，症例報告としての学びは異なる

　多くの医師にとって，初めての症例報告執筆は，指導医の次の一言から始まったのではないでしょうか。

「この症例は報告する価値がある」

　文献検索の方法や症例報告執筆の作法にあまり明るくない中，多忙な臨床業務の合間を縫って上級医の指導のもと症例報告を書き上げることは，おそらく医師として——それが英語の症例報告であれ，あるいは日本語のものであれ——誰もが一度は経験するプロセスでしょう。そして私たちはいつしか指導医となり，かつて指導医にかけられたその言葉を，今度はそのまま研修医にかけるようになります。

　もちろん，こうした症例報告執筆について，あまり熱意を持たない医師もいるでしょう。学会の専門医認定のために書かざるを得ない，あるいは上司に言

われて書いたなど，そもそも書くことにあまり意義を見いだせない中，やむを得ず執筆したことがある，という方も少なくないかもしれません。

　ですが，誰もが名前を聞いたことのある *NEJM* や *JAMA* は，他の多くのジャーナルが症例報告掲載を止める中，未だに症例報告の掲載を継続しています。中でも *NEJM* の「Clinical Problem-Solving」や，「Case Records of the Massachusetts General Hospital」は，近年では医学生のあいだで勉強会の題材になるなど，幅広い層から読まれているものです。こうした症例には難解な報告が少なくないにもかかわらず，そこに提示される教訓は印象深いものが多いものです。また，*JAMA* の「Clinical Challenge」と呼ばれるセクションは，クイズ形式で簡単に目を通せる短さでありながら，同様に印象深い教訓を得ることができます。これまでこうした症例報告を読んだことがなかった，あるいは症例報告の執筆にネガティブなイメージがあった，などの場合には，1 症例でもよいので軽く目を通してみると，執筆への意欲が促されるでしょう。

　さて，多くの医師の症例報告執筆のきっかけになるのが，上級医からの「この症例は報告する価値がある」という言葉であることは既に述べました。ですが，そもそも報告する価値のある症例とは，どういった症例を指すのでしょうか。臨床で学びがある症例は，全て報告する価値がある症例なのでしょうか。あるいは稀少症例なら報告する価値があるのでしょうか。

　症例報告執筆というと，多くの場合は英作文をはじめ，実際の執筆過程が強調されがちです。その一方で，報告に適した症例を選定する過程は，あまり重要視されていないか，あるいは上級医任せになることが多いようです。そしてその上級医でさえも，もしかするとそのプロセスを積極的に言語化することなく，経験的に症例を選んでいるのが実情なのかもしれません（もちろん，全てがそうだと言うわけではありません）。

　しかしながら私たちは，症例報告を臨床業務の合間の貴重な時間を割いて執筆するのです。限られた時間を有意義に使うためにも，私たちはどのような症例を報告すべきか，あらかじめ確実に答えを出す必要があります。

　そのためにはまず，臨床医としての学びと，症例報告が求める学びが大きく異なることを理解しなくてはいけません。中でも，症例報告執筆においては，

- 読者層を想像し，読者にとっての学びを考える
- 稀少症例の呪縛から脱却する

の2点に注意が必要です。ここではこの2点について考えてみましょう。

読者にとって学びはあるか

　私たちが臨床で取るアプローチは，目の前の患者に寄り添い治療し，そして患者ひとりひとりからより多くを学ぶことです。その意味で臨床においては，どんな些細な情報や変化にも，数多くの学びがあると言えるでしょう。

　ですが，症例報告執筆に際して求められるアプローチは，臨床のそれとは大きく異なります。なぜなら症例報告で最も重要なのは，診療した私たちにとって学びがあるかではなく，

　　　　症例報告の読者（他の医師や医療従事者）にとって学びがあるか

だからです。そのためには，私たちが考える学びが，読者のそれとは必ずしも一致しない現実を，十分に理解する必要があります。私たちが目の前の患者さんから得た学びは，もしかすると他の医師にとってはありきたりなものかもしれません。あるいは，あまりに稀少すぎて日常診療に活きることがないものかもしれません。症例報告を執筆するに当たって，私たちはこれから提示しようとしている教訓が，その症例を紙面で経験する読者にとっても有意義なものなのかを，批判的に吟味する必要があります。

　したがって，症例報告執筆でまず重要なのは，私たち自身の学びと，想定する読者層の学びの共通項を探すことです。目の前の症例から得た学びは，どれだけ普遍的な価値があるのでしょうか。私たちが得た学びは，どれだけ多くの読者の現場での思考過程を変え得るのでしょうか。これらはすなわち，目の前の症例から得られた教訓を，自らの学びで終わらせることなく，症例報告執筆を通じて，

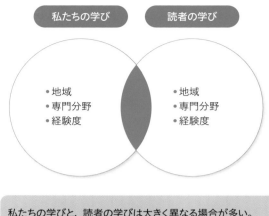

私たちの学びと，読者の学びは大きく異なる場合が多い。
学びの共通項にこそ，症例報告にふさわしい教訓がある。

| 図1 | 誰の，何に関する考えを変えるのか検討する

私たちの学びと読者のそれは，それぞれ地域特異性や専門分野の特異性，あるいは経験度（端的には，経験年数などと思ってもよいだろう）などに影響を受けるため，必ずしも一致しないものだ。これらの共通項を探ることが，症例報告の学びを見つけるための最初のステップである。

　　　「誰の，何に関する考えを変えるのか？」

　　　"Whose mind are you going to change about what?"[1]

を問うことでもあります（図1）。

　誰の，何に関する考えを変えるのか[1]——このフレーズは，もともと大学院の社会科学系博士課程の学生に対して，教授陣が繰り返し指摘する教訓を引用したものです。この指摘は，症例報告執筆においても，十分に役立つ指摘と言えるでしょう。症例報告の本質は，症例とその教訓を可能な限り広く知らしめることによって，読者（他の医師）の臨床での思考過程に影響を与え，より質の高い医療の提供に貢献することなのです。自らの学びを深めること，トップジャーナルへの掲載，さらに症例の共有それ自体も，実は全て副産物にすぎません（図2）。

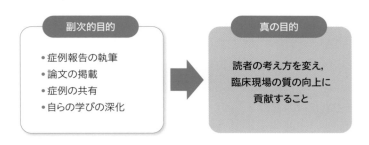

| 図2 | 症例報告の目的は，読者の考え方を変えることである

症例報告の真の目的は，読者の臨床での思考過程に影響を与え，臨床の質の向上に貢献すること。それ以外の要素は（もちろん，自らの学びを深めることも）あくまで副次的なものである。

稀少症例の呪縛から脱却する

　症例報告執筆に際して，私たちが最もよく陥るのが〈稀少症例の呪縛〉です。稀な診断，稀な臨床経過，あるいはある施設で初めて経験した症例など……。確かに多くの症例報告には，何らかの稀少性があります。「この症例は報告する価値がある」という指導医の一言は，「珍しいから報告する価値がある」とほとんど同義だと言ってもよいでしょう。

　しかしながら，稀少症例だからと言って，必ずしも報告に適したものとは限りません。その最たる例が，当院で初めて経験した症例，当地域では稀な症例，などの報告です。こうした症例報告は残念ながら少なくないのですが，それらがトップジャーナルに掲載されることは，よほど優れた教訓がない限りはまずありません。実際，〈当院初めての症例〉は院内症例検討会で話せば十分なトピックですし，〈地域初の症例〉は学会の地方会で議論すべき内容です。地域的に極めて離れた場所での稀な症例報告が，読者の日常臨床に活きる機会は，率直に言ってほとんどないのです。

　そもそも，地域や病院に関係なく，本当に世界的にも稀少な症例であれば，おそらく日常臨床で今後出合うことさえもないでしょう。日常臨床で出合わない症例から得られる教訓が，私たちの日常の臨床に活きることはあまり多くありません。もちろん，*NEJM* の「Case Records of the Massachusetts General Hospital」や「Clinical Problem-Solving」には，稀な診断も少なくありま

せん。ですがこれらの症例が *NEJM* に掲載される理由は，症例の稀少さ以外に，多くの医師の参考になる教訓があるからなのです。こうした世界的に稀少な症例を報告すること自体は否定しませんが，より多くの医師の考え方を変えるという点からは，優先順位は低いと言えるでしょう。

　では私たちは一体どのようにして，稀少症例の呪縛から逃れればよいのでしょうか。稀少症例の呪縛から逃れるためには，以下の 3 点を考えることが有効です。ひとつずつ検討してみましょう。

- 稀少さを強調しすぎていないか
- 稀少さ以外の教訓は何か
- 症例報告としての投稿先は適切か

稀少さを強調しすぎていないか

　第一に，稀少さを前面に押し出した症例報告ではないか，まず確認してみましょう。中にはタイトルにさえ "Rare" などの単語を含めた症例報告を目にすることがありますが，このアプローチは推奨できません。なぜなら症例報告について稀少性は求めない，と多くのジャーナルが明確に述べているためです。例えば，かつて *Lancet* 誌が症例報告に関する投稿者向けガイドラインを明示していたとき，そこには，

稀少さは必須ではない

と記載されていました。近年 *Lancet* は症例報告をあまり掲載しなくなっているため，直近の投稿者向けガイドライン[注1]では，症例報告のセクションは割愛されています。しかしながら，この姿勢はどのトップジャーナルにも当てはまるものです。実際私たちが *NEJM* や *JAMA* などへ投稿した際，編集部とやりとりする中で強調された点のひとつは，稀少さは必須ではないので，それを前面に出さないでほしいということでした。

注 1　Lancet：Information for authors. 2022. https://thelancet.com/pb/assets/raw/Lancet/authors/tlrm-info-for-authors.pdf

これらを踏まえると，稀少さを強調しすぎた症例報告は，編集部のスクリーニングの時点で却下され，査読にさえ回らない可能性があります（Desk rejection などと呼ぶ）。したがって，稀少性については——仮に高かったとしても——ディスカッションの一部で，そっと触れるだけにとどめるのが無難です。そしてその際も，あくまで文脈は患者アウトカムなどを強調し「稀ではあるが重篤な転帰をたどり得るため，鑑別診断として常に考慮する必要がある」などとするのが望ましいでしょう。

稀少さ以外の教訓は何か

第二に，稀少さ以外にどんな教訓があるのかを検討しましょう。具体的にどのような学びが理想的かについては後述しますが，端的には，広く読者の思考過程を変え得る教訓があるのかを検討することが重要です。それが見つからなければ，その症例は症例報告執筆にはふさわしくない可能性があります。例えば，研修医としての自身の学びにはなるが，一般的にはありふれた，誰もが知っている教訓であれば，掲載の可能性は自ずと低くなります[注2]。

繰り返しますが，重要なのは，

「誰の，何に関する考えを変えるのか？」[1]

を問うことです。

症例報告としての投稿先は適切か

第三に，投稿先が適切かどうか考えましょう。そもそも，その症例に最もふさわしい共有の場はどこでしょうか。特に，過度に細分化された稀少性のある症例（例えば病院初の症例，地域初の症例など）は，多くの場合，その細分化された領域内での共有が適切です（病院初の症例であれば院内症例検討会，あるいは地域初の症例であれば，学会の地方会など）。仮に論文として世に出すのがふさわしいと判断したのであれば，目標とするジャーナルの読者層を確実

注2　*JAMA Internal Medicine* 誌の「The Teachable Moment」など，研修医向けセクションをはじめとする例外はあります。

に把握しましょう。読者層の地域特性や専門領域によって，投稿にふさわしい症例は大きく異なります。例えば，感染症の専門家を対象とするジャーナルでは当たり前とされる教訓も，総合内科の専門家を対象とするジャーナルでは目新しく捉えられることがあります。逆に，総合内科医向けと思っていた教訓が，実は専門的すぎて，特定の専門領域をターゲットとしたジャーナルが適切である場合もあります。

　読者層については，ジャーナルのウェブサイト，特にジャーナルのミッション・ステートメントや投稿者向けガイドラインで確認できます。また，これまでそのジャーナルに掲載されてきた症例報告を確認することでも，その読者層を推定できるでしょう。

　実際，類似するジャーナルでも，読者層が若干異なることは珍しくありません。例えば*JAMA Internal Medicine*と*Annals of Internal Medicine*は，内科学をそのタイトルに掲げ，インパクト・ファクターも40〜50台（2022年8月現在）と比較されることの多いジャーナルですが，そのミッション・ステートメントは若干異なります。*JAMA Internal Medicine*は「ジェネラリストあるいはサブスペシャリストとして活動する内科医（internists practicing as generalists or as medical subspecialists）」[注3] を読者層としているのに対し，*Annals of Internal Medicine*は，米国内科学会員を主に想定しつつも，読者層として「医師あるいはその他の医療従事者（physicians and other health care professionals）」[注4] を掲げています。こうした読者層に関する情報は，執筆目標について多くの情報を私たちに与えてくれます。

報告に適した症例を見極める

　ここまで，症例報告としての学びの特異性，中でも読者にとっての学びの重

注3　JAMA Internal Medicine：About *JAMA Internal Medicine*. 2018. https://jamanetwork.com/journals/jamainternalmedicine/pages/about

注4　Annals of Internal Medicine：About *Annals of Internal Medicine*. https://www.acpjournals.org/journal/aim/about-us

要性と，稀少症例の呪縛の危険性について紹介しました。これらは臨床のマインドセットから，症例報告執筆のためのマインドセットへと切り替えるために，大切なステップです。

　では実際に症例報告に適した症例を見極めるとき，どのような点に留意すればよいのでしょうか。稀少さが必要十分条件でないのなら，報告すべき症例を一体どのようにして見極めればよいのでしょうか。報告に適した症例を見極める際には，大きく以下の3点に留意することが有効です。それらはすなわち以下の点です。

- 最終診断がすぐに想起できないこと
- 主たる学び（教訓）の活用によって確定診断できること
- 稀少すぎず，ありきたりすぎないこと

最終診断がすぐに想起できない

　たとえ優れた教訓があったとしても，最終診断が速やかに想起されてしまう症例は，報告に適した症例とはあまり言えません。もちろん，診断過程ではなく治療経過を示すことが主な目的の症例報告は，確かに存在します。ですが，私たちが日頃から講読するジャーナルに掲載される症例報告の多くは臨床推論に主眼があり，特に *NEJM* の「Clinical Problem-Solving」や *JAMA* の「Clinical Challenge」などは，いずれもその詳細な推論過程に焦点を当てたものです。したがって，キーワードだけで速やかに最終診断にたどり着いてしまう症例は，掲載される可能性が自ずと低くなります。こうした症例には，例えば地域特異性が極めて高い感染症の症例（出身地や渡航地を聞いただけで想起される診断）などが当てはまります。これは，現病歴や社会歴のキーワードを聞いただけで最終診断が想定できてしまう症例が，院内の症例検討会にはふさわしくないのと似ています。

　もちろん，すぐに診断に至らないことは，推理小説のような経過をたどることを意味するわけでは決してありません。重要なのは，

- **最終**診断が
- **すぐ**に

想起できないことです。ひとつずつ考えてみます。

最終診断が明らかにならない

　まず，最終診断が明らかにならないとは，具体的な診断名が想起されないことを意味します。病歴や臨床経過を聞いただけで最終診断名が鑑別診断として挙げられる場合（そして特に，その事前確率が極めて高いと思われる場合）は，報告にふさわしい症例とはあまり言えません。例えばアフリカから帰国した旅行者の発熱なら，誰しもマラリアを想起することでしょう。もし最終診断が本当にマラリアであったとしたら，あえて臨床推論を主眼とした論文として，世に問う必要はありません。このことは裏を返せば，疾患のカテゴリーが想起される程度であれば，報告としては問題ないことを意味しています。病歴を聴取して疾患カテゴリー（例えば感染症や心血管疾患）は思いつくものの，具体的な診断名までは分からない場合，執筆のための症例としては適切です[注5]。

　なお，最終診断名が具体的に思いついてしまう症例であっても，対立する鑑別診断の可能性が同様に高い場合（すなわち，診断仮説が同様に確からしい場合）は，許容される場合があります。なぜなら具体的な疾患名が思い浮かんだとしても，複数の疾患がいずれも同様に最終診断として考えられ得る場合は，それらの仮説をさらに検証していく必要があるからです。特に，これらの仮説検証に求められる診断的検査や治療アプローチが大きく異なる場合は，むしろ報告症例としてふさわしい可能性さえあります。例えば私たちが以前報告した症例では，ふたつの主要な鑑別診断があり，片方は免疫抑制剤の増量〔ニューモシスチス肺炎（*Pneumocystis* pneumonia：PCP）〕が，もう一方は免疫抑制剤の減量〔移植後リンパ増殖性疾患（Post-transplant lymphoproliferative disease：PTLD）〕が求められる症例でした[3]。この症例は臨床推論

注5　それさえも思い浮かばない症例であれば，むしろ臨床推論として成立し得ないため，報告症例としてはふさわしくない可能性があります。実際，私たちが *NEJM* の「Clinical Problem-Solving」に症例を投稿した[2]際に最も懸念したのは，その診断があまりに困難で，そもそも臨床推論の教育的症例としてふさわしくない可能性があったことでした。

のみならず，免疫抑制患者の発熱に対する治療アプローチを検討する意味でも，教訓の多いものでした。

すぐに明らかにはならない

　次に，診断に至るスピードについてです。実のところ，これはジャーナルごとに求める要件が若干異なります。*NEJM* の「Clinical Problem-Solving」を例に取れば，例えば現病歴（主に第 1 段落）に対するコメントの時点で，最終診断名が明示されることは望ましくありません。既往歴や社会歴を考える中で，最終診断名が想起されるのであれば，おおむね問題はないでしょう。その一方で，「Clinical Problem-Solving」に類した形式をとる，*Journal of Hospital Medicine* の「Clinical Care Conundrums」では，現病歴に対するコメントの時点で，診断名が明示されても問題ありません。また，*JAMA* 系列の「Clinical Challenge」では，救急外来や当直引き継ぎで行われるような短い症例提示の後，診断あるいは診断的検査に関する選択肢が提示されます（クイズ形式）。したがって，いわゆる救急外来で行われるような簡潔な症例提示からは，絶対的に確からしい最終診断名が想起されない——または，想起されたとしても複数の仮説が存在する——ことが求められます。この傾向は，*JAMA* に限らず他のジャーナルでもみられるものです。すなわち，簡潔な症例提示ののち，同様に確からしい診断仮説がいくつか存在することは，報告に適した症例の一要素なのです。

　こうした傾向は，臨床医が行う臨床推論のプロセスを考えれば，自然と納得できるのではないでしょうか（図 3）。臨床推論において，私たちは以下の過程を経て最終診断に到達します。

- 主訴から疾患カテゴリーをある程度想起する（かつ，見逃してはならない緊急性あるいは重篤性の高い疾患に留意する）
- 現病歴から得られる疾患特性についての情報に基づいて，鑑別診断を構築する
- 既往歴や社会歴，家族歴，身体診察を通じて，鑑別診断の優先順位をつけて整理する
- それぞれの診断仮説に必要な追加情報を再採取し，診断的検査を行う

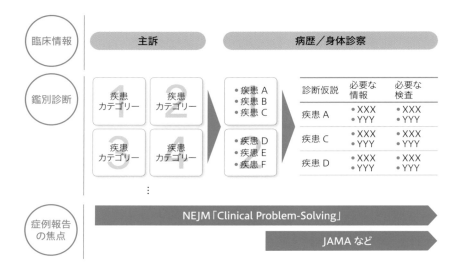

| 図3 | 臨床推論における過程の提示が求められている

臨床推論では，主訴からある程度鑑別診断をカテゴリー化して想起し，その上で病歴聴取や身体診察を踏まえて，可能性の高い鑑別診断を絞っていく。また，この過程の中で必要となる情報や検査を検討し，最終診断へと近づく。臨床推論で鑑別診断を絞る過程全体を提示するのが *NEJM* の「Clinical Problem-Solving」であれば，必要な診断的検査などに焦点を当てたのが，*JAMA* などその他の一般的な症例報告のスタイルである。

　もちろん，臨床においてはこれらが同時に複数進行し，緊急度に応じていくつかのステップが削除されることは，言うまでもありません。

　この臨床推論のプロセス全体を言語化したのが *NEJM* の「Clinical Problem-Solving」であり，また診断的検査直前の状況に焦点を当てたのが，*JAMA* の「Clinical Challenge」です。そして *NEJM* や *JAMA* に限らず，普段から私たちの目に留まるジャーナルの多くでは，これら臨床推論の過程をコンパクトに提示し，そこから得られる教訓をまとめることが求められているのです。

　なお，余談ではありますが，患者のアウトカムは採択結果とは関連しません。確かに，*NEJM* の「Clinical Problem-Solving」などでは，転帰が良好な症例が多いのは事実です[注6]。ですが，治療の甲斐なく残念ながら亡くなっ

注6　これは出版バイアスの一例とも言えるでしょう。

た患者さんの症例から得た教訓を広く共有し，その再発を防ぐことは，臨床医として重要な責務のひとつだと思います。実際，*NEJM* や *JAMA* などにも，こうした症例は複数掲載されています。

主たる学びがあり，それを活用することで診断できる

　報告に適した症例の 2 つ目のポイントは，主たる学びがあり，それを活用することで診断に結びつくことです。ここでは少し，主たる学びとは何なのか，考えてみましょう。

　症例報告から得られる学びは，臨床医学から基礎医学に関するトピックに至るまで極めて多岐にわたりますが，広く臨床医をターゲットとしたジャーナルを目指すのであれば，あまり細分化された専門的な学びは適切ではありません。もちろん，ある特定分野の専門的なジャーナルを目指すのであれば，遺伝学的検査や，近年であれば機械学習に関するトピックなどを学びとして提示することも許容されるかもしれません。ですが，広く臨床医をターゲットとした症例報告の目的は，あくまで読者の考え方に影響を与えることです。読者が最も学びを得るのは，日常診療に直結する，診断や治療に関する学びなのです。このことは，臨床医の日常を振り返れば想像に難くありません。

　その意味で，主たる学びは，より基本的であればあるほど良いとも言えるでしょう。現病歴や社会歴に関すること，身体診察，あるいは日々の現場で頻繁に用いる基本的な検査の解釈などに関する学びであれば，自ずと日常診療への応用可能性は高くなります。

　とはいえ，基本的な内容であればあるほど，ありきたりすぎて学びとしてはふさわしくないようにも思えます。基本的でありながら学びとしてふさわしい事項は，どのように見極めればよいのでしょうか。報告に適した主たる学びの特性として，主に以下の 2 つの可能性が考えられます。それらを具体的に検証してみましょう。

- 臨床情報それ自体に関する学び
- 臨床情報の解釈に関する学び

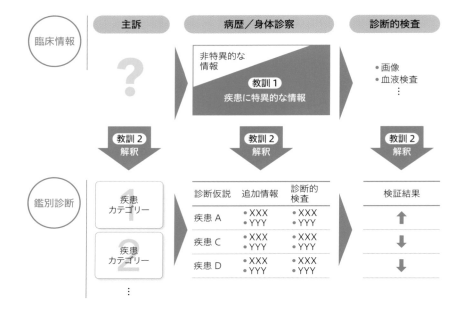

| 図 4 | 臨床情報とその解釈双方が，教訓となり得る

臨床推論では，私たちは主訴からまず大まかな疾患カテゴリー（状況によっては特定の診断名）を想起する。次いで病歴採取や身体診察を行うが，この過程で私たちは，徐々に疾患特異的な情報にフォーカスした診察を行い，鑑別診断を構築していく。特異的な臨床情報自体が，症例報告における教訓となり得る（教訓 1）。また，臨床情報を鑑別診断に結びつける際に，私たちは臨床情報を自ら解釈する必要がある。ここには認知バイアスが影響を及ぼす可能性があるため，こうした臨床情報の解釈のプロセスにも，優れた教訓がある（教訓 2）。

臨床情報それ自体に関する学び

　臨床推論の過程を振り返るとき，診断に最も影響を与えるのは，疾患に特異的な病歴・所見に関する情報です（ここで言う特異的とは，必ずしも特異度が高いひとつの所見という意味ではない。所見の組み合わせが診断に有用な場合もある。緊急度の高い疾患であれば除外に役立つ情報，すなわち感度が高い情報も有用）。臨床推論の病歴聴取や身体診察においては，診察を重ねるにつれて疾患特異的な事項の割合が高まっていくものです（図 4）。例えば現病歴聴取では，痛みの特性などの一般的な事項から始まることがほとんどですが，聴取の過程で私たちは診断仮説を整理し，それらの診断仮説に，より特徴的な病

歴の有無についてさらに詳しく聴取します。これは現病歴から家族歴に至る病歴聴取はもちろん，身体診察にも当てはまる過程です。これらの過程から得られる疾患特異的な情報が，一見した限りでは分かりにくい場合，疾患特異的な情報それ自体が報告にふさわしい学びとなり得ます。例えば，

- 複数の所見の組み合わせ（組み合わせの存在に気付きにくい。例：発熱と新規高血圧，肝炎などのウイルス感染を組み合わせて結節性多発動脈炎にたどり着く）
- ある所見が複数の診断仮説を同様に支持する場合（他の臨床情報が必要となる。例：心電図でのST上昇が，急性心外膜炎と急性大動脈解離を示唆する）
- 鑑別診断を普段あまり考える機会がない症状（鑑別診断を構築すること自体が困難。例：脱毛の鑑別）
- 一見，不要に見える臨床情報が鍵となる場合（有用な臨床情報を棄却しがち。例：ダニ咬傷と肉類摂取がAlpha-galアレルギーを示唆する[4]）

などは，これらの臨床情報それ自体が報告対象となり得るのです。

　私たちがこれまで掲載した症例報告の中では，例えば*NEJM*の「Clinical Problem-Solving」[2]が，臨床情報自体に関する学び（特に，鑑別診断を考える機会が普段あまりない症状）を取り上げたものでした。ここでの教訓のひとつは，脱毛（特に，Anagen effluvium）の鑑別診断でした。皮膚科などの専門診療科であれば念頭に置く鑑別診断かもしれませんが，通常内科診療において脱毛の時期に基づき鑑別診断を考えることは，決して多くないことでしょう。実際，本症例は脱毛とそのタイミングを手がかりとして，最終診断にたどり着いたものでした。

臨床情報の解釈に関する学び

　臨床情報自体の学びと同様，臨床情報の解釈に関する学びも極めて有用なものです。最終診断に特異的な情報が目の前にどれほど存在していようとも，その解釈によっては，臨床情報が有効に活用されない場合があります。その代表的な理由のひとつに，いわゆる認知バイアス（Cognitive bias）[5]がありま

す。私たちは日常臨床において，大きくふたつの思考システムを用いて臨床推論を行っています。ひとつはシステム1と呼ばれる，いわゆる直感的なパターン認識であり，もうひとつがシステム2と呼ばれる，論理的かつ網羅的な思考過程です[6]。システム1はエラーの要因などと捉えられてしまいがちですが，複雑な情報を効率的に処理する点で，大きな意義を持ちます。例えば救急外来で速やかな判断が求められるとき，私たちはパターン認識やフローチャート的な思考を活用しています[7, 8]。また，いわゆるクリニカル・パールと呼ばれるものは，結果としてこれらを補強する役割もあることでしょう。

　問題は，直感的思考があまりに効率的であるため，それが結果として臨床情報の不適切な解釈に結びつく可能性があるところです。端的にはこうしたバイアスを認知バイアスと呼び，これについては主に診断学の領域で，数多くの研究[9]がなされてきました。認知バイアスという言葉を聞いたことがなくても，アンカリング（Anchoring）[5]など行動経済学で用いられる単語を臨床のどこかで耳にした方は，少なくないはずです。

　症例報告が何より優れているのは，こうした認知バイアスが生じる過程を読者に追体験させ，その危険性を注意喚起できる点です。こうした追体験は，大規模臨床研究をはじめとする通常の文献では得られないものです。したがって，いわゆる認知バイアスに関連した学びは，報告に結びつきやすいと言えるでしょう。

　しかしながら，あらゆる認知バイアスに関する学びが報告に適しているわけではありません。例えば早期閉鎖（Premature closure）[10]は，考えることを途中で放棄してしまう事象を指します。医師が疲弊した場合などにも生じ得る事象ですが，臨床で疲弊した状況を誌上で追体験させることは非常に困難です。あるいは利用可能性ヒューリスティック（Availability heuristic）も，想起しやすい鑑別診断を積極的に考える事象[5]であるものの，例えばこれを追体験させるために，わざとらしく季節や地域背景，直近に診察した類似症例を提示することは，誌上症例として現実的ではないでしょう。認知バイアスに関する学びを提示するときは，実臨床で生じた事象と，誌上で再現できることの違いを理解しておくことが重要になります。

　臨床推論に影響を与えるバイアスは，100種類以上あるとされています[11]。これらを網羅的に整理することは困難です。中でも比較的症例報告に

| 表1 | 認知バイアスと症例報告

バイアス	説明	注意
アンカリング (Anchoring)	初めに与えられた情報（アンカー）に影響され，判断が歪められること	実臨床ではアンカリングにより追加問診が滞ることがあるが，症例報告では最終的に収集した（診断に関係する）全ての情報を提示する。全ての情報を提示した上でもなお，アンカリングを受ける場合にのみ報告可能となる。
基準率の誤謬 (Base rate fallacy)	疫学的背景や典型的臨床経過など，基準となる背景情報を無視して判断すること	ある疾患の典型的経過のように見えて，実は他の疾患の非典型的経過である場合などに用いることができる。しかし，これだけでは経過の稀少さのみを示しているにすぎないため，他の教訓が必要になる。
確証バイアス (Confirmation bias)	確実とは言えない不十分な情報に基づいた初期診断に，臨床推論の過程を通じて影響を受け続けること	症例報告の読者は，報告された症例の特殊性を想定して読み進めることが多い（そう簡単に診断がつかないのでは，と考える）。誌上症例では，実臨床で受けた確証バイアスの経過を追体験させることは，難しい場合が多い。
プロトタイプ・エラー (Prototypical error)	ある疾患の典型的な経過を示唆する情報がそろったときに，他の疾患の可能性を考えなくなること	アンカリングの一種とも言える。確証バイアスと同様に，読者は実臨床よりも疑い深く読み進めることに注意が必要である。
縦割りの誤謬 (Vertical line failure)	類似の判断を繰り返し続けることで，ある特定の専門領域についてのみを考えるようになり，他の可能性を考慮しなくなること	特定の専門領域についてのジャーナルに投稿を目指すのであれば有効となり得る。総合内科などのジャーナルへの投稿には向かない。

バイアスの説明は Croskerry P：Achieving quality in clinical decision making：cognitive strategies and detection of bias. Acad Emerg Med. 9 (11)：1184-1204, 2002. をもとに作成

適していると思われるバイアスをいくつか選び，症例報告をまとめるに当たっての注意点と合わせて，簡単にまとめてみます（表1）。

冷たい認知と熱い認知

　せっかくなので，ここでもう少しだけ，私たちの判断や解釈に影響を与える要因について分析してみましょう。実のところ，私たちの判断に影響を与えるのは，認知バイアスだけではないのです。

　認知バイアスは，一般に「冷たい認知（Cold cognition）」と呼ばれる認知プロセスの一種で，端的には感情の影響を受けない認知過程を指します。直感的なシステム1も，あるいは論理的なシステム2も，感情の影響を受けない認知過程という意味では，そのほとんどが冷たい認知に分類されます。

一方で，感情の影響を受ける認知プロセスを，「熱い認知（Hot cognition）」と呼びます[12]。私たちが物事を決定するときには，多かれ少なかれそのときの感情や，想定され得る他者からの評価などによって影響を受けるものです。あるいは診療チームとして臨床推論をする中で，上級医の意見に影響を受ける場面もあるかもしれません。個人としての認知プロセスと，集団としての認知プロセスの違いが生み出す差異は社会科学の分野で広く研究されている事象[13, 14]であり，一般に総体の問題（aggregation problem）などと呼ばれます[14]。もちろん，診断学の分野でも，熱い認知はこれまで研究の対象となっていました[15]。しかしながら，システム1やシステム2を代表とする冷たい認知に比較すると，熱い認知はそれほど注意が払われてこなかった，あるいは感情障害（affective disorders）などと絡めて議論されることさえあった[15]のも事実です。社会科学の分野で今まさに学際的な研究が行われている[16]ように，今後診断学の分野でも，研究手法の発展に伴って，熱い認知の重要性は増してくるのではないかと思います。

　こうした熱い認知に関する学びは，日常診療において私たちが感情に影響を受けた場面を想起することで発見できます。それはチーム内での意見の相違から生まれた，ちょっとした感情的対立かもしれませんし，あるいは誤診によって自らの評判が下がるのではないかという不安かもしれません。本来こうした感情が私たちの判断に影響を与えるのは望ましくないわけですが，現実として医療従事者も人間であり，感情の影響を受けるわけです[17]。その現実を直視することが，熱い認知の影響を分析するきっかけとなり，それは症例報告執筆のみならず，自らの臨床推論をさらに深化させることにも結びつくでしょう。

　手前味噌ですが，こうした熱い認知に焦点を当てた私たちの症例報告をひとつご紹介します。筆者が離島基幹病院に勤務していた際，*JAMA*に麻疹の症例報告が掲載されたことがあります[18]。なぜ今さら麻疹の症例が掲載されることになったのでしょうか。この症例報告で私たちが焦点を当てたのは，まさに熱い認知に関する視点でした。この症例報告では（肝機能異常という，やや非特異的な所見こそ見られたものの），診察時に見られた麻疹を示唆する典型的な臨床症状や画像所見を網羅的に提示した上で，次に必要なアクションを問う形式を取りました。いくつかの診断的検査の中に私たちが含めたのは，「陰圧隔離」という選択肢でした。

　この症例の Take-home message のひとつは，皮疹患者で速やかな陰圧隔離を考慮する，という点でした。この Take-home message を考えたきっかけは，当時院内の他の医師や看護師と議論していたことに由来します。院内感染制御チームの一員として，私としては少しでも疑わしければ（結果として麻疹でなかったとしても）速やかに陰圧隔離室に案内してほしい，との思いでした。麻疹の拡大再生産数を考えたとき，感染制御チームとしては，疑わしい症例を隔離するメリットがそのデメリットを上回るのは，もはや当たり前のことであるとさえ思えました。一方で，この決断は感染制御に携わらない医療従事者の視点からは，極めて大きな決断だったのです。仮に麻疹でなくても構わないと私たちが指摘したとはいえ，陰圧隔離という判断をすれば，患者さんを隔離して不自由な思いをさせることになり，また診察にもいつも以上の慎重さを要するわけです。何より，麻疹かもしれないと言い出せば，院内が騒然とするのは目に見えています。皮疹患者にそこまでする必要があるのか，診断を誤っていたら周囲からどう思われるのかなど，多くの感情が臨床判断に影響を及ぼす可能性は容易に想定されます。

　こうした熱い認知に結果的に焦点を当てたのが，私たちが現場で速やかに行った「陰圧隔離」という選択肢でした。この選択肢を，実際どれだけの読者が選んだのかは分かりません。ですが掲載当時の Altmetric（論文に対するSNS 上の反応を追跡できるツール）を見た限りでは，やはり正答率は高いわけではなさそうでした。これは単に麻疹が想起されないだけでなく，そんな大騒ぎする必要があるのか，という感情の影響もあったのではないかと考えています。このように，冷たい認知のみならず，熱い認知に関する教訓も，症例報告として掲載される可能性があるのです（図 5）。

　なお，患者アウトカムと採択の可否は関連しないことは既に述べました。ですが確定診断の是非は，多くの場合報告の採否に大きく影響します。何らかの形で確定診断がついていない場合，例えば臨床診断のみの場合などは，症例報告としてまとめることは極めて困難です。報告の是非を考える際には，確定診断の有無も必ず確認しましょう。そして当然ですが，報告のためだけに，必要とまでは言えない侵襲的な検査を行おうなどとは，絶対に考えてはいけません。症例報告はあくまで，日常診療の結果から生まれる副産物です。

冷たい認知	熱い認知
感情が関与しない認知プロセス	感情が影響する認知プロセス
• システム 1（直感的思考） • システム 2（論理的思考）	• イメージ／評判の考慮 • 感情／気分の影響

冷たい認知と熱い認知に関連した症例

冷たい認知：直感的思考が生み出す診断バイアスを追体験させる症例
熱い認知：感情の影響を受け得る判断を追体験させる症例

| 図5 | 冷たい認知と熱い認知の双方が，教訓になり得る

システム 1 やシステム 2 は通常，感情の影響を受けない冷たい認知として分類される。一方で，熱い認知と呼ばれる，感情の影響を受ける認知プロセスにも教訓がある。こうした経験を追体験させる症例は，実臨床に活きる症例報告としてふさわしいと言える。

稀少すぎず，ありきたりすぎない

　報告症例の特性としての 3 つ目のポイントは，症例が稀少すぎず，またありきたりすぎないことです。臨床において私たちが遭遇する症例は，簡単には 4 つのカテゴリーに分類することができるでしょう（図 6）。

①診断はありふれていて，臨床経過が稀な症例
②診断も臨床経過も稀な症例
③診断はありふれていて，臨床経過も典型的な症例
④診断は稀だが，臨床経過は典型的な症例

　ここで重要なのは，診断も臨床経過も稀な症例は，必ずしも報告に適した症例ではないということです。そもそも疾患も経過も稀であれば，私たちが日常診療で今後遭遇する機会は，おそらくほとんどないでしょう。そうした症例か

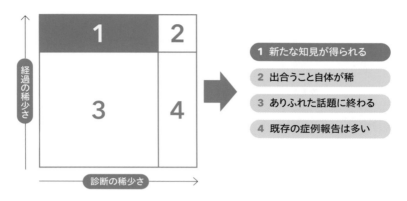

図6 | ありふれた診断の, 非典型的な臨床経過に注目する

診断と経過の稀少さによって, 臨床症例は4つに分類することができる。このうち, よくある疾患の, 非典型的な臨床経過をたどった症例は, 教訓が引き出しやすい。

ら得られる教訓は, 実のところあまり多くありません。さらに言えば, 診断が稀で経過が典型的な症例は, 私たちが思っている以上に症例報告が多いものです。そこに新しくもう1例を報告することは, 現場の視点からすれば, 必ずしも意義深いものとはなりません。

　これらを考えるとき, 日常診療でよく目にする疾患であっても, 臨床経過が稀な症例は, 他のカテゴリーと比較して報告可能性が高いと言えるのではないでしょうか。実際, 意外な経過でも重篤性の高い疾患を想起しなくてはならない, というロジックは, 臨床でもクリニカル・パールとして役立つものです。その意味で, ありふれた診断で臨床経過が稀な症例を見つけたら, 診断がありふれているからと諦めるのではなく, むしろ報告可能性がある症例として捉えることが有用だと思われます。

　また, 疾患の稀少さを考えるときは, その疫学的特性も忘れずに考慮しましょう。目の前に広がる診療現場の疫学的特性は, 必ずしも読者の目の前に広がる現場の特性とは合致しません。私たちにとっては稀少な疾患でも, 読者にとってはありふれたものかもしれません。例えばマラリアの症例は日本のジャーナルでは稀なものとして扱われるでしょうが, アフリカのジャーナルではありふれた疾患として片付けられるでしょう。逆に, 私たちにとってありふれた疾患が, もしかすると読者にとっては稀少なものかもしれません。投稿先

ジャーナルの読者層を想定し，読者の目線で稀少性を考慮することで，より的確に，適切な報告症例を見いだすことができるのです。

学びを洗練させる方法

　ここまでで少しずつ，症例報告に必要な最初のステップを見ることができました。まず臨床と症例報告で求められることの違いを理解し，そして報告にふさわしい可能性がある症例を見いだす方法を考えました。では次に，症例から得られる学びを洗練する方法について考えてみましょう。自分たちにとってどれほど優れた教訓のある症例に見えても，読者にとってそう見えなければ意味がありません。いかに読者に伝わるか，またいかに読者に学びを活用してもらうかを最大限考慮することは，症例報告の書き手にとって，ひとつの責務と言ってもよいでしょう。

　ここでは，私たちが用いている，以下の4つの手法を紹介します。

- Five Whys（なぜなぜ分析）
- 学びの重層化
- パール化〔成功（SUCCESs）の法則〕
- レジデント・ピッチ

Five Whys（なぜなぜ分析）

　主な教訓（Take-home message）が引き出せたと感じたら，その教訓がなぜ重要なのか，繰り返し「なぜ」と問いましょう。もともとはトヨタ自動車の生産現場で用いられていた分析手法 Five Whys（あるいは，なぜなぜ分析とも呼ぶ）[注7]を応用したものです。これは端的には，少なくとも5回「なぜ」

注7　Serrat O：The five whys technique. Asian Development Bank, 2009. https://www.adb.org/sites/default/files/publication/27641/five-whys-technique.pdf

を繰り返すことによって，より深く事象を分析するための手法です。

　なぜその教訓が重要なのかを問うことで，私たちは表層的な教訓に，数多くの具体性を持たせることができます。教訓の重要性を示すためには，その根拠となる具体的事例を示す必要があるからです。もちろん，5回にこだわる理由はありません。ですが経験上，2〜3回では不十分なことが多く，「なぜ」を5回程度繰り返すことによって，教訓が洗練される印象があります。また，あまり繰り返しすぎると，教訓が細分化されすぎて，かえって伝わりにくくなる傾向もあるように思います。

　なお，ここでの目的は教訓に具体性を持たせることです。したがって（名前はFive Whysとなっていますが）厳密に5W1HのWhyにこだわる必要はありません。So what?のような疑問に置き換えて進めることも十分に可能です。日本語で言えば「だから何？」「それで？」のような疑問を問い続けていくイメージが，一番近いと思います。

　例えば，臨床で急性大動脈解離は見逃され得る，という教訓のある症例に出合ったとしましょう[19]。急性大動脈解離の緊急性と重篤性を考えるとき，この教訓は大きな意味があるものです。この教訓はFive Whysを使うことで，さらに深化させることができます。

急性大動脈解離は見逃され得る
　　　⬇Why?（なぜ見逃されるのか）
急性大動脈解離は，非特異的症状が少なくなく，見逃され得る
　　　⬇Why?（どのような非特異的症状なのか）
急性大動脈解離は，広汎なST上昇を来すことがあり，
急性心外膜炎と誤診し得る
　　　⬇So what?（誤診すると何が問題なのか）
高齢者の急性大動脈解離は，急性心外膜炎様症状を呈し，
診断遅延が生じ得る
　　　⬇Why?（なぜ急性心外膜炎様症状が生じるのか）
高齢者の急性大動脈解離は，壁内血腫型が少なくなく，
これにより急性心外膜炎様症状を呈するため，診断遅延が生じ得る
　　　⬇So what?（どうすればよいのか）[注8]

> 高齢者の急性大動脈解離は，壁内血腫型が少なくなく，これにより急性心外膜炎様症状を呈するため，診断遅延が生じ得るが，単純CTも診断に活用できる

　ここまで教訓を深めることができれば，伝えたい Take-home message も明確にできます。初めの「急性大動脈解離は見逃され得る」では，なぜ見逃されるのか，あるいはそのことを誰にどう伝えるのか，そして臨床で何に注意すべきなのか，あまり判然としません。これを「なぜ」を繰り返すことで，より具体化された教訓に洗練させることができます。

学びの重層化

　具体的な教訓まで落とし込むことができたら，次に行うのは学びの重層化です。学びの重層化とは，具体化された教訓を，読者層に合わせて再構築することです。せっかく深めた教訓を，なぜわざわざ細切れにして再構築するのでしょうか。それは深めた教訓だけでは，通常は生きた Take-home message にならないからです。

　例えば急性大動脈解離に関する，先ほどの事例で考えてみましょう。私たちが最終的に到達した教訓は，

> 高齢者の急性大動脈解離は，壁内血腫型が少なくなく，これにより急性心外膜炎様症状を呈するため，診断遅延が生じ得るが，単純CTも診断に活用できる

というものでした。しかしこの文章をそのまま全て丸覚えし，実臨床の現場で活用できるものなのでしょうか。少なくとも私は，これだけの情報を一度に処理できません。なぜなら読み手として，この複雑な情報を一体どう活用すればよいか分からないからです。教訓は，常に読者の目線から再構築されている必

注8　厳密に Why? だけを問うのであれば，この疑問は不要です。ですが単に「診断遅延が生じ得る」では，現場としては文字通り「So what?（だから何?）」という疑問が残ります。これを解決するため，最後にもうひとつ疑問を加えています。

要があるのです。

　実際，こうした読者のニーズに合わせた再構築は，決して珍しいものではありません。例えば救急外来ではコンパクトなマニュアルが，長文の続く教科書よりも需要があるものです。これは読者のニーズに合わせた再構築の一例と言えるでしょう。症例報告の執筆に際しても，私たちは投稿先ジャーナルの読者の目線から，教訓を再構築する必要があるのです。

　したがって，再構築に当たって用いるカテゴリーとしては，やはり読者層に焦点を当てたものが有効です。すなわち，想定する読者層を列挙し，それぞれの読者層にターゲットを絞って，大きな教訓を小さな学びに分割していきます。

　実のところ，この手法は私たちが沖縄県立中部病院で，研修医から指導医までをターゲットとした症例検討会を行う際に行っていた方法です。沖縄県立中部病院では，1年目研修医，2年目研修医，3年目以降の専攻医，などと学年ごとに求められる役割が明確に異なります。例えば1年目研修医は，救急外来で原則CTをオーダーすることはできず，そこまでの精査が必要な場合は2年目以上の医師に引き継ぐことになっています[注9]。この場合，CTの有用性について1年目研修医に説明することは，あまり意義のあることではありません。こうした状況を踏まえ，症例検討会の最終スライドは，それぞれの学年にとって有意義なものとなるよう，1年目研修医へのTake-home message，2年目研修医へのTake-home message，3年目以降へのTake-home messageを，ひとつずつ箇条書きにして提示することを発表者に求めました。

　先程の急性大動脈解離に関する教訓であれば，次のように再構築することができるでしょう。

- 急性大動脈解離は急性心外膜炎と誤診し得る（1年目向け）
- 単純CTも急性大動脈解離の診断に有用である（2年目向け）
- 壁内血腫型の急性大動脈解離では，非典型的な臨床経過をたどりやすい（3年目以上）

　このように再構築することで，ひとつの大きな教訓が，読者を明確に視野に

注9　病歴聴取と身体診察，限られた診断的検査で判断を下すことが，1年目医師の目標です。

入れた小さな学びの集合体へと変化します。初めの教訓と比べて，このうちひとつだけなら簡単に覚えられるのではないでしょうか。

　なぜ読者層のカテゴリー化は有効なのでしょうか。それは，読者の目線からは，症例から得られる教訓はひとつに絞られるからです。実は，ここに症例報告の難しさがあります。一を聞いて十を知る，とはよく言ったものですが，臨床医としては，一症例から可能な限り多くの学びを引き出すことを望むものです。ところが，ひとたび読者を想定したとき，誌上症例から記憶に残る学びというのは，率直に言ってひとつ程度なのです。「3 つのことを伝えることは，何も伝えないのと同じこと」[20] なのです。実際にその症例を経験した立場としては，症例の学びをたったひとつに絞り込むのはやや残念に思う面もあるものの，まずはその現実を受け入れる必要があります。

　さらに言えば，院内の症例検討会程度であれば上記の全てを（対象者を明確にして）提示することもできますが，症例報告においては，このうちひとつだけに焦点を当てた Take-home message を提示する場合が多いです。したがって，学びの重層化とは，読者を明確に想定すること，そして教訓のうち何に焦点を当てるのか，という戦略を立てることにも貢献するのです。

　なお，研修医のあいだで明確な業務分担がなかったとしても，病歴＋身体診察＋検査＋治療，など，診断と治療の過程を時系列に分類して，教訓の再構築を行うことは十分に可能です（実際，結果として上記のカテゴリーも，症状と診断，病態生理というカテゴリーに整理されている）。あるいは，投稿先の読者層を想定して，一般内科医＋専門医，などのフレーミングも有効でしょう。いずれにせよ，教訓を深めた上で，さらにそれをいくつかに分けて再構築する過程が，読者にとっての学びに結びつくのです。

パール化（成功（SUCCESs）の法則）

　学びの重層化の後に行いたいのは，学びのパール化（パッケージ化）です。どれほど優れた学びでも，読者が現場で活用してくれなければ意味がありません。そのためには，教訓を記憶に残る形でパッケージ化することが必要になります。

　では，どのような学びが私たちの記憶に残るのでしょうか。これについては次の章でさらに詳しく説明しますが，ひとつの考え方として，成功（SUC-

CESs）の法則[21] をここでは紹介します。これはもともとスタンフォード大学の経営学者である Chip Heath らがまとめた，記憶に残り，そして行動を駆り立てられるメッセージの特性です。これは大きく 6 つの法則からなる特性であり，それらは，

- シンプルである（Simple）
- 意外である（Unexpected）
- 具体性がある（Concrete）
- 信頼できる（Credible）
- 感情に訴える（Emotional）
- 物語性がある（Story）

です。この 6 項目の頭文字をつなげて，Heath らは成功（SUCCESs）の法則としています[22]。

　教訓のパッケージ化で大きな鍵となるのは，6 項目のうち，シンプルであることと，意外であることのふたつです。残りの 4 項目のうち，具体性と信頼性については，症例報告においてディスカッションで信頼できる文献を引用することで担保されます。ディスカッションをどう組み立てるかについては後述します。また，感情やストーリーについては，症例のどこに焦点を当てて提示するのかにかかわってきます。これについても後述します。

シンプルであること

　まず，シンプルであることについて考えてみましょう。Heath らはシンプルさについて，端的に以下のように述べています。

> 「黄金のルールは，シンプルさの究極の形である。ひとつのセンテンスが極めて奥深く，読み手が人生を通じて，それを追い求め続けることさえできるのである」[23]

　人生を通じて，とはやや大げさな気もしますが，医師人生を通じて生き続ける学びのひとつが，たったひとつの文章に凝縮されていたとしたら，それほど

素晴らしいことはありません。その意味で，この分析は症例報告にも当てはまるものです。いわゆるクリニカル・パールのような教訓を引き出すことができれば，最も理想的と言えるでしょう。先ほどの急性大動脈解離の症例ならば「急性心外膜炎を想起したら，大動脈解離を除外せよ」などがクリニカル・パールになることでしょう。教訓の全てをパール化できるとは限りませんが，それを目指すことが，結果として読者の学びに結びつくと言えます。

意外であること

次に，意外性についてです。意外性のある教訓は，読み手の記憶にも残りやすいものです。なぜなら想定とは異なるギャップが存在するとき，読者はそのギャップを埋めようと試みるからです[23]。実のところ，意外性を作り出すのは，クリニカル・パールほど難しくはありません。例えば既に述べた，急性大動脈解離の事例で考えてみましょう。この症例の教訓のひとつは，急性大動脈解離は急性心外膜炎と誤診し得ることでした。これだけでも意外かもしれませんが，多忙な救急外来を想定し，これをさらに具体化すると，

「心電図での広汎な ST 上昇を見たら，急性大動脈解離を考える」

となります。広汎な ST 上昇といえば，通常は心外膜炎を想起しますから，この教訓は意外性があります。また，広汎な ST 上昇を見つけるという，臨床で遭遇する瞬間（心電図撮影のボタンを押した瞬間に，波形が印字され，ST 上昇を認めたときに背筋が寒くなるあの瞬間）を含めたことで，この教訓を現場で想起しやすくさせたようにも思えます。ST 上昇を認めたときには緊急性を感じるものですから，そのときにいったん冷静になることを促すパール，とも言えるでしょう。もちろん心電図の広汎な ST 上昇は，急性大動脈解離に特異的な所見ではありません[24]。ですが，その重篤なアウトカムを考えるとき，このパールは示唆に富んだものと言えるのではないでしょうか。教訓まで考えた後，さらに記憶に残るクリニカル・パールにまで落とし込むことで，読者の印象に残る文献にできるはずです。

レジデント・ピッチ

こうして教訓を深め，細分化し，そしてパッケージ化した後，その確認のために行いたいのが，いわば市場調査です。この調査を，エレベーター・ピッチ（Elevator pitch）をなぞって，レジデント・ピッチ（あるいは，研修医ピッチ）と呼ぶことにしましょう。エレベーター・ピッチとは，教訓を極めてコンパクトな形で聞き手に説明し，聞き手がそれを理解できるか確認することです。偶然エレベーターで乗り合わせた社長に，プロジェクトについて聞かれた社員が，社長がエレベーターを降りるまでに説明し理解を促す情景が想像されるため，この名前がついたようです。エレベーター・ピッチで成功するためには，どれほど複雑な内容でも要点をコンパクトにまとめ，かつ行動を促す形で提示する必要があります。実際に社長がその内容を理解し，説明したプロジェクトへの支持を表明してくれれば，エレベーター・ピッチは成功です。

エレベーター・ピッチに倣い，レジデント・ピッチを行い，実際にこれまでまとめた Take-home message を臨床で動き回る研修医に伝えてみましょう。彼らがそれをすぐに理解できるか，反応を見て確認してみましょう。本当にシンプルで深みのある，かつ汎用性の高い学びは，臨床経験が多くない研修医でも理解できるものです。こうした現場の反応は，どのようなメッセージが有効であるかを確認する，最も手軽で有用な手段のひとつなのです。

症例の適切さと学びの質を確認する

ここまで，どのような症例を選び，そしてどうやって教訓を生み出すのかを確認しました。症例報告のための思考過程が少しずつ見えてきたのではないでしょうか。

本章では最後に，これまで考えてきた内容の妥当性を評価する，いくつかの手法を紹介します。これらの方法を使うことによって，これまで考えてきた内容が適切かを確認できるでしょう。ここで紹介するのは，当たり前のように見

えて奥深い，以下の３つの手法です。

- レビュー文献を確認する
- ターゲットとするジャーナルの文献検索を行う
- 信頼できる医師に相談する

レビュー文献の確認

　レビュー文献とは，疾患や臨床上有用なトピックなどについて，基本的事項から最新の文献までをまとめたものです。有名なものでは，*NEJM* の「Clinical Practice」や，*JAMA* の「Review」と「The Rational Clinical Examination」，あるいは *Lancet* の「Seminar」などがあります。症例報告を行おうと考えている疾患のレビュー文献を，早い段階で確認することは重要です。この際，必ずしも網羅的に文献検索を行う必要はありません。直近数年の，主要なジャーナルに掲載されたレビュー文献を確認する程度で十分です。より網羅的な検索と批判的吟味は，実際にディスカッションを執筆する際に行います。

　レビュー文献のどこに焦点を当てるかは，教訓によって異なるものです。臨床症状に焦点を当てるつもりであれば，典型的な症状に関する箇所を確認することになるでしょう。あるいは診断的検査に焦点を当てるのであれば，診断的検査の項目に詳しく目を通します。いずれの場合にも共通しているのは，意外性が生じ得る箇所を探るということです。

　教訓の意外性が重要であることについては，既に触れました。「心外膜炎だ」と思っていたら急性大動脈解離だった，「発熱と皮疹だけだから……」と思っていたら速やかな陰圧隔離が必要だった，など，教訓には意外性が求められます。意外性は読み手の記憶を促し，臨床で教訓が活用される可能性を高めるのです。

　レビュー文献に当たる際は，この意外性をどう生み出すのかを考えながら読み進めましょう。どのような症状が典型的なのでしょうか。診断的検査で一般に有用とされるのは何があるのでしょうか。自らの知識を確認するように，レビュー文献を読み進めましょう。その上で，レビュー文献と報告症例のどこに

ギャップが生じているのかを確認します。そのギャップこそが，意外性を担保するのです。その意味で，レビュー文献を確認する目的は，ギャップを確認すること，さらに言えば未知領域を確認することでもあるのです。

ターゲットとするジャーナルの文献検索

文献検索でもうひとつ有用なのは，ターゲットとするジャーナルの，当該セクションの掲載症例を確認することです。気が早いかもしれませんが，最も理想的なターゲットのジャーナルに，早いうちに目を通すのは重要なことです。どのような症例が掲載されているのでしょうか。その症例はどのような教訓を示しているのでしょうか。これらを確認することで，そのジャーナルがどういった疾患に興味・関心を示し，また報告者がどのように教訓をパッケージ化しているかを学ぶことができます。読み手として見るのではなく，ひとりの書き手として見直すことで，得るものは大きいものです。

こうしたジャーナルが持つ特性や傾向の分析は，いわば大学入試の過去問演習のようなものとも言えます。分析を通じて，何が求められているのか，どのような準備が必要なのかを理解することができます。例えば *NEJM* の「Clinical Problem-Solving」を分析した際に気付かされたのは，欧米圏以外からの症例の多くが（1990 年代の初期のものを除き）中毒関連だったことでした。このことは，私たちが実際に類似症例[2]の投稿を考える理由となりました。また，*JAMA Oncology* には，*NEJM* に複数回掲載されている腫瘍関連疾患が，一度も掲載されていないことに気付かされました。このことも，私たちがその疾患の症例[25]を投稿した理由のひとつです。投稿を考えている疾患や疾患カテゴリーで，どのような症例が過去に掲載されているのかを見ることは，投稿に適切な症例か見極める上で非常に有用なプロセスとなるのです。

信頼できる医師への相談

文献検索に加えて，信頼できる知恵袋のような存在を持つことも大切です。すぐに相談できる関係を早めに構築することは，極めて有用なことです。これは何もひとりの医師に全てを委ねる必要はありません。ある専門領域について

はこの医師，英文執筆については別の医師，教訓のメッセージ性を高めるパッケージ化についてはこの医師，などと，目的に応じて複数の知恵袋的存在を持つことが有効です。目的によっては，こうした知恵袋的存在は，なにもベテラン医師である必要もありません。例えば細かな執筆の作法などは，むしろ学年が近いほうが指導しやすいことがあります。また，必ずしも共著となる必要もありません（共著には明確な基準が存在する）。どれほど論理的に思考をまとめたつもりでも，こうした知恵袋的な存在に相談すると，これまで気付かなかった意外な視点を学べることがあります。

本章では，教訓と症例を選定する過程を順に説明しました。ここで最後に，このプロセス全体を，チェックボックスとしてまとめておきます。症例の執筆それ自体以上に，何について書くのかを，あらかじめ考えておくことが重要です。計画的に教訓と症例を選定することで，その後の執筆もスムーズに進むものなのです。

症例選択と教訓構築のためのチェックボックス

1. 臨床医としての学びと，症例報告としての学びは異なることを理解した

☐ 独りよがりではなく，〈読者〉の〈何に〉対する考えを，〈どう〉変えるか検討した

☐ 稀少症例の呪縛に陥っていないことを検証した

    ☐ 稀少さを強調しすぎていない
    ☐ 稀少さ以外の学びがある
    ☐ 稀少性が細分化されすぎていない（論文として世に問うのがふさわしい）

2. 報告に適した症例であることを確認した

☐ 最終診断名が速やかに判明しない症例であると確認した

    ☐ 症例提示の序盤では，鑑別診断が疾患カテゴリー程度で留まっている

☐ 主たる学びが，診断に寄与することを確認した

    ☐ 疾患特異的な臨床情報に関する学び，もしくは診断過程に関する学びがある
    ☐ 臨床判断（冷たい認知，熱い認知）に関する学びがある

☐ 稀少すぎず，ありきたりすぎない症例であることを確認した

    ☐ 典型的な症例の，稀少な経過についての症例である（注：例外あり）

3. 学びを洗練させるプロセスを経た

☐ Five Whys（なぜなぜ分析）を経て，学びを具体的な形に深めた

    ☐ なぜその学びが重要か分かる，具体性をもった学びである

☐ 学びの再構築を行った

    ☐ 読者層に合わせた，細分化された学びである

☐ 成功（SUCCESs）の法則により，学びをパッケージ化した

    ☐ シンプルかつ奥深い学びである
    ☐ 意外性がある学びである

☐ レジデント・ピッチを行い，実臨床に活きる学びであることを確認した

4. 症例の適切さと学びの質を，客観的に確認した

☐ 直近のレビュー文献を確認した

    ☐ 症例と文献のどこにギャップがあるか理解し，それを学びに反映させた

☐ 投稿先ジャーナルの症例を確認した

    ☐ ジャーナルが過去にどのような症例や教訓を掲載しているか理解した

☐ 信頼できる医師に確認した

    ☐ 専門分野，執筆過程などに合わせた相談役を持つことができた

文献

1) King G：Dissertation advice. 2009. https://gking.harvard.edu/files/diss2.pdf
2) Mukaigawara M, et al：A curve ball. N Engl J Med. 383（10）：970-975, 2020. [PMID：32877587]
3) Mukaigawara M, et al：Past is prologue. J Hosp Med. 14（8）：501-505, 2019. [PMID：31251159]
4) Houchens N, et al：Hunting for diagnosis. N Engl J Med. 384（5）：462-467, 2021. [PMID：33534979]

5) Croskerry P : Achieving quality in clinical decision making : cognitive strategies and detection of bias. Acad Emerg Med. 9 (11) : 1184-1204, 2002. [PMID : 12414468]

6) Kahneman D : Thinking, Fast and Slow. pp.20-21, Farrar, Straus and Giroux, New York, 2011.

7) Green L, et al : What alters physicians' decisions to admit to the coronary care unit? J Fam Pract. 45 : 219-226, 1997. [PMID : 9300001]

8) Gigerenzer G, et al : Heuristic decision making. Annu Rev Psychol. 62 : 451-482, 2011. [PMID : 21126183]

9) Saposnik G, et al : Cognitive biases associated with medical decisions : a systematic review. BMC Med Inform Decis Mak. 16 (1) : 138, 2016. [PMID : 27809908]

10) Graber ML, et al : Diagnostic error in internal medicine. Arch Intern Med. 165 (13) : 1493-1499, 2005. [PMID : 16009864]

11) Croskerry P : From mindless to mindful practice — cognitive bias and clinical decision making. N Engl J Med. 368 (26) : 2445-2448, 2013. [PMID : 23802513]

12) Brand AG : Hot cognition : emotions and writing behavior. J Adv Compos. 6 : 5-15, 1986.

13) Charness G, et al : Groups make better self-interested decisions. J Econ Perspect. 26 (3) : 157-176, 2012. doi : 10.1257/jep.26.3.157

14) Hafner-Burton EM, et al : The behavioral revolution and international relations. International Organization. 71 (S1) : S1-31, 2017. doi : 10.1017/S0020818316000400

15) Henriksen K, et al : Advances in Patient Safety : From Research to Implementation (Volume 2 : Concepts and Methodology). pp.241-254, Agency for Healthcare Research and Quality, Rockville, 2005.

16) Davis JW, et al : The past, present, and future of behavioral IR. International Organization. 75 (1) : 147-177, 2021. doi : 10.1017/S0020818320000272

17) Kozlowski D, et al : The role of emotion in clinical decision making : an integrative literature review. BMC Med Educ. 17 (1) : 255, 2017. [PMID : 29246213]

18) Mukaigawara M, et al : Fever, rash, and abnormal liver function test results. JAMA. 320 (24) : 2591-2592, 2018. [PMID : 30489618]

19) Mukaigawara M, et al : Diffusely elevated ST segments on electrocardiography. JAMA Cardiol. 1 (2) : 229-230, 2016. [PMID : 27437899]

20) Heath C, et al : Made to Stick : Why Some Ideas Survive and Others Die. p.33, Random House, New York, 2007.

21) 前出20). pp.14-19, Random House, New York, 2007.

22) 前出20). p.18, Random House, London, 2007.

23) 前出20). p.16, Random House, London, 2007.

24) Hirata K, et al : Electrocardiographic changes in patients with type A acute aortic dissection. Incidence, patterns and underlying mechanisms in 159 cases. J Cardiol. 56 (2) : 147-153, 2010. [PMID : 20434885]

25) Teruya H, et al : Progressive dyspnea in a woman with genital skin lesions. JAMA Oncol. 6 (3) : 433-434, 2020. [PMID : 31917408]

画像の投稿について

「Clinical image」または「Clinical picture」は症例報告の一形式ですが，身体所見の特徴的所見，動画，心電図，胸部X線などの画像，内視鏡所見などを臨床経過と合わせて執筆します。複数の画像を貼り合わせてひとつの画像として報告できる場合もあります。一般の症例報告よりも文字数が少なく画像を中心にした内容であることから，初めての執筆でも取り組みやすいでしょう。

画像投稿の利点

①執筆する語数が少ない

150〜500字以内で臨床経過をまとめることが多いです。書く時間があまり取れない忙しい臨床医には，引用文献も少なく取り組みやすいでしょう。ただし，複雑な経過の中で必要な情報だけにポイントを絞って伝えることは実際には容易とはいえません。例えば，*NEJM*の画像投稿では150語以内で臨床経過を提示しますが，一言一句吟味する必要があります。

②百聞は一見に如かず

視覚的な情報は印象に残りやすく，日々の診察や臨床所見で出合う所見を伝える方法としても優れています。教育的で視覚的にアピール力のあるものがよいです。他人に見てもらう画像はどのように撮ったらよいのか，技術的側面については以下で触れます。

③閲覧数が多い

引用文献として用いられることは少ないですが，文章も短く読みやすいので，多くの読者の目を引きます。研究者や医師が業績や論文を共有するResearchGate[1]などのウェブサイトでも一般的な症例報告より閲覧数が多い

1) | ResearchGate. https://www.researchgate.net/

傾向にあります。閲覧数が多ければ，臨床場面で誰かの役に立っているであろう，と推察できます。

どうやって撮影するか：技術的側面（メモ参照）

日常診療の合間に，iPhone などのスマートフォンで撮影することが多いでしょう。必ずしも理想的な撮影条件ではないですが，投稿できる可能性のある所見に出合ったとき，しっかりと画像として残しておくために注意すべきポイントを述べます[2]。

①どの部位を撮影しているか

一見してどの部位が撮影されているのかをはっきりさせるような拡大を意識しましょう。

②背景に無駄な情報がないか

背景はシーツや壁などの前で撮影し，注意をそらすようなものを排除します。背景の色調は白または灰色がよいとされます。

③焦点が合っているか，撮影角度は適切か

iPhone では焦点を合わせたい部位をタップすれば自動で露出と焦点を調整してくれます。被写体と水平または垂直に撮影するのが望ましいです。

Memo ある有名な米国の大学病院からの画像論文の査読の機会をいただきました。一読して臨床情報が適切にまとめられており感心しましたが，画像の質が明らかに良くないのです。写真に写っているのが前腕か上腕か分からず，見せたい皮膚所見の位置を示す矢印もなく，何を示したいのか一見して分かりません。光の当たり方も，撮影者の影と思われる暗い部分が写り込んでいます。さらに，背景には診察台の一部とそこにつながった電源コード，患者さんの洋服の一部が写っていて，背景の雑多なものが入り込み，画像の焦点が外れています。診療の合間に身体所見の画像をカルテに取り込むので，美しい理想的な画像を撮影できないことも多々ありますが，背景は白に統一する，光の当たり方などに気を付ける，撮影時に焦点が合っていることを確認するなど，簡単な確認事項は網羅したいものです。

2) Muraco L：Improved medical photography：key tips for creating images of lasting value. JAMA Dermatol. 156(2)：121-123, 2020. [PMID：31895427]

いつ画像を残すのか

一期一会，すなわち日常診療の中で出合う所見はその瞬間に撮影しなければ，後から写真を撮っておけばよかったと後悔しても後の祭りです。忙しい外来の合間でも，興味深い所見に出合ったらすぐ撮影して記録に残しておく，ということを習慣付けておくとよいでしょう。目の前の所見が，どのような文脈で解釈できるのか，その瞬間には分からなくてもよいです。日常診療の一部をアカデミックな所見として報告することは，日々の診療のモチベーションを上げて臨床能力の向上にもつながります。

どんな画像を採択するのか（編集側からの視点）

Cleveland Clinic Journal of Medicine の編集長である Brian Mandell は，画像所見の採択基準の重要なポイントは，「画像と病歴を組み合わせて，診断仮説につながるような所見」と述べています。

> We look for images that reinforce the value of observation during the physical examination. We look for images that support what Nishigori et al[注] have termed the "hypothesis-driven," and that I have described in lectures and at the bedside as the "directed" physical examination. And when the images prompt us readers to be attentive and influence our clinical behavior when we recognize them in practice, it is a heuristic victory.[3]

すなわち，読者が類似症例に次に出合ったとき，鑑別疾患として考えている疾患と関連付けてその所見を探しに行くことができるような教育的価値のある画像所見を採択するよう努めているということです。

注 | ここで指し示す文献は Nishigori H, et al：A model teaching session for the hypothesis-driven physical examination. Med Teach. 33(5)：410-417, 2011. [PMID：21355686]

3) | Mandell BF：Why we publish The Clinical Picture. Cleve Clin J Med. 88(2)：69-70, 2021. [PMID：33526456]

投稿先のリスト（例）

- *NEJM*
- *American Journal of Medicine*
- *QJM*
- *Cleveland Clinic Journal of Medicine*

近年オープンアクセスジャーナル（Open access journal）では，掲載料で稼ぐことを目的とした質の低い論文を掲載するハゲタカジャーナル（Predatory journal）が問題となっています[4]。オープンアクセス学術誌要覧（DOAJ：Directory of Open Access Journals）[5] は，ハゲタカジャーナルを除いたオープンアクセスジャーナルの一覧を掲載しています。

画像投稿の経験をすると，日々の臨床で教育的な画像を探し続けるようになり，日常診療の楽しみが増えます。画像投稿で所見を他の臨床医と共有し，執筆を通じて患者さんへ還元できたら素晴らしいと思います。

4) Grudniewicz A, et al：Predatory journals：no definition, no defense. Nature. 576（7786）：210-212, 2019.［PMID：31827288］
5) DOAJ：Directory of Open Access Journals. https://doaj.org/

第 2 章

ストーリーを抽出し，
症例報告を構築する

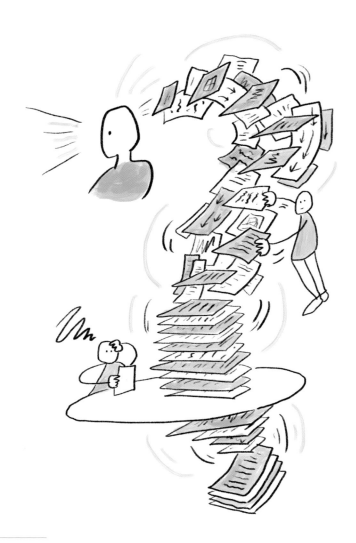

何を信じて，何を恐れるべきかを語ってはいけない。
信念の幅広い裾野と，恐怖の膜をほぐす糸口を示すのだ。[1]

トニ・モリスン
Toni Morrison
作家／ノーベル文学賞受賞

第1章では，報告すべき症例の選択とその教訓について考えてきました。
症例の選択ができ，教訓がある程度定まったら，次に行うのは症例提示の構築
です。症例提示について考えるとき，私たちはつい細かな英文表現などに焦点
を当てがちですが，表現や文法について考える前に，何をどう提示するのか十
分に検討する必要があります。症例提示は，ただ文法的に正しく行えばよいわ
けではありません。このことはちょうど，臨床の症例プレゼンテーションで，
診断に寄与しない検査結果を提示しないのと同じことです。

　誌上で症例提示を行う際に考えておきたいのは，物語（ストーリー）を抽出
することです。私たちが *NEJM* や *JAMA* などで目にする臨床推論に主眼を置
いた症例報告には，何らかの物語性があるものです。もちろんこう言うと，症
例提示はフィクションではない，と思われる方もいることでしょう。しかし，
例えば *Lancet* は，かつて症例報告の重要性について論じる中で，明確にこ
う指摘しています。

> 　ストーリーは私たちが学び，記憶するための基盤となるものだ。歴
> 史上私たちは，神話，お伽話，比喩，逸話などを通じて私たちを取
> り巻く世界を解釈し，教訓を伝承してきた。医学も例外ではない。
> 多くの医師にとって，ある疾患を持つ患者を初めて診療した経験を
> 説明することは，専門領域の最新の研究論文を想起することより
> も，簡単なことなのである[2]。

　症例報告の強みは，私たちの現場での経験を，読者に追体験させられる点で
す。多忙な臨床医を読み手として想定するとき，症例報告には，読み手を引き
付け，そして読み手の記憶に残すための物語性が必要となります。症例報告の
目的が，読者の臨床推論に影響を与えるものである以上，物語（ストーリー）
の視点は不可欠となるのです。また，物語性を通じて地域に特異的な文化や習
慣など，疾患を引き起こす要因が浮き彫りになることもあります。こうした知
見は，特に同地域で診療に従事する医師にとって有用ですし，また病歴聴取の
重要性を研修医に教育する観点からも意義深いものだと思います。

　何より，私たちがその症例を報告すべきだと感じた理由も，その症例の物語
性に依るところが大きいのではないでしょうか。教訓は，ひとたびまとめてみ

ればシンプルに見えますが，実際にそれを現場で活用するまでには，数々の困難があるものです。その困難さを実際に体験したとき，私たちは当たり前のように見える教訓の重要性を再認識し，それを共有し注意喚起したいと思うものです。例えばなぜ，あれほど注意していた，緊急性の高い疾患を見逃しそうになったのでしょうか。なぜ，得られていた病歴を活用することができなかったのでしょうか。これらを認知バイアスなどの視点で論理的に説明するのは，もちろん重要なことです。しかしながら，私たち書き手を執筆に駆り立てるのは，論理的にまとめ上げた教訓というよりは，むしろ現場で経験した症例の物語性（例えば，診断困難に直面した状況や，それを克服した達成感など）ではないでしょうか。これらを症例報告の中でも表現できれば，読者は私たちの経験を追体験することができます。そうした追体験を経て学んだ教訓は，読者の記憶に残るものなのです。

　本章では，どのようなストーリーが記憶に残りやすいのかをまず検討し，その後どのように症例提示をストーリーとして構築していくかを考えていきます。具体的には，以下の順に検討を行います。

- 記憶に残るストーリーの型と，その症例報告への応用
- 症例提示の構築方法
- 推敲の技法

記憶に残る，ストーリーの型を活用する

　記憶に残るストーリーとは，どういったものなのでしょうか。実のところ，私たちの記憶に残るストーリーには，広く用いられる型がいくつか存在します。有名なもので言えば，Joseph Campbell が解析した，神話における英雄に関するストーリー構造があります。Campbell は，世界の神話の基本的な構造が，英雄が旅立ち（Separation），伝授され（Initiation），帰還する（Return）過程によって説明できると指摘しました[3]。この構造はその後，映画「スター・ウォーズ」にも応用されたことで，広く知られることとなりまし

た。また，聴衆を動かすという視点では，スピーチ・ライティングの分野における文献も参考になります。中でも米国の Barack Obama 大統領の当選に大きな役割を果たした Marshall Ganz が提唱した，パブリック・ナラティブ（Public narrative）[4] の視点は，コミュニティを動かす視点から，特に有名になりました。

　症例報告に応用する際，特に適していると思われるのが，Ganz の提唱するパブリック・ナラティブ型です。Ganz の提唱するナラティブとは，厳密にはコミュニティをどう動かすかを実践するために作られた，より広い枠組みです[注1]。ここでは，彼が提唱する枠組みのうち，ストーリーの構造（Plot）にのみ着目して検討します。

　Ganz が提唱するストーリーの構造は，困難（Challenge），選択（Choice），結果（Outcome）の構成要素からなる，シンプルなものです[4]。この構造は，端的には，

- ゴールに向かって行動する中で困難（Challenge）が生じ，
- 何らかの選択（Choice）を迫られ，
- その選択によって生じる結果（Outcome）が提示される

というものです。Ganz はこの構造が読者の興味関心を駆り立てる理由として，生じる困難が予測不可能であることと，それによってルーチンから外れた選択を迫られることを挙げています[4]。

　Ganz が提示するパブリック・ナラティブ型が症例報告に適しているのは，

　　　　　臨床経過上の困難を，教訓を用いて解決する

という流れを通じて，教訓をストーリーの中に位置付けることができるからです（図1）。この流れはシンプルでありながら，極めて効果的に教訓をストーリーの構成要素に位置付けてくれます。

注1　例えば Ganz が大学院で受け持つパブリック・ナラティブの授業では，学生は一学期を通じてひとつのプロジェクトを立ち上げ，それを実社会においてインパクトのあるものにすることが求められます。

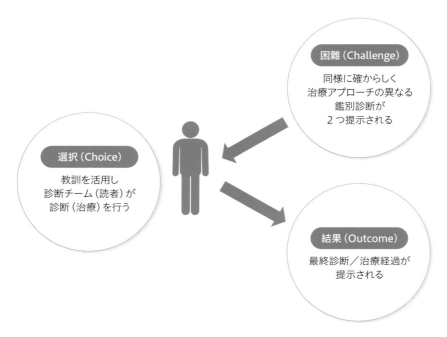

図1 症例における困難（Challenge）と選択（Choice）を検討する

Ganz の提唱するパブリック・ナラティブの枠組みに基づき，症例提示では，困難を臨床推論上の対立する診断仮説に，選択を教訓が活用される過程に置き換えることで，症例のストーリー性を確実に抽出することができる。

（文献 4 に基づき筆者作成）

　Ganz が提示する困難（Challenge），選択（Choice），結果（Outcome）の 3 要素のうち，症例報告では患者の転帰それ自体が結果（Outcome）となるため，極めて明確です。したがってここでは，困難（Challenge），選択（Choice）の 2 つの要素について，詳しく検討してみましょう。

臨床経過における困難（Challenge）とは何か

　報告に適した症例には，何らかの難しさや困難があるはずです。それは思わぬ情報が活用されることかもしれませんし，あるいは症状の組み合わせを発見するのが難しかったことかもしれません。ですが，臨床で苦労した経験をただそのまま提示されても，読み手としては意図が分かりにくいものです。例えば

「診断がつかない」ことは確かに症例の難しさを示すものですが，これだけでは具体的にその症例から何を学べばよいのかが分かりません。それどころか，診断がつかないことをただ強調してしまうことで，読者は症例が迷宮入りしていくような感覚に襲われることさえあるでしょう。症例報告を執筆するに当たっては，読み手の目線から，臨床で遭遇した困難さを，現場に活きる形でまとめ直す必要があります。

　症例の難しさや困難さを読者目線でまとめるときに有用なのが，シンプルかつ重要な〈対立軸〉を抽出することです。すなわち，鑑別に必要な疾患（対立する仮説と言ってもよいでしょう）を，なるべくシンプルに，かつ臨床経過で最も重要なポイントに焦点を当てて提示する必要があるのです。

シンプルな対立軸

　症例報告に限らず一般論として，漠然とした問いには漠然とした答えしか出すことができません。一方で具体的な問いには，具体的な答えを導き出すことができます。このことは，臨床推論の過程を振り返れば納得がいくはずです。「診断は何だろう」という漠然とした問いからは，診断を導き出すことはできません。鑑別診断を挙げてそれぞれの疾患の可能性を具体的に検討していくことで，答えにたどり着くことができるのです。したがって，どれほど症例が難しく困難だったとしても，文献にまとめる際には，具体的かつシンプルな（すなわち，具体的な答え＝診断を導き出せる）形に整理し直す必要があります。

　通常，症例報告で具体的に検討できる診断は片手で数えられる程度です。したがって，可能性が最も高かった（同様に確からしかった）鑑別診断を2つ程度考え，まず症例全体をシンプルな対立軸に整理してみましょう。目の前の患者の，臨床所見が全く異なる2つの疾患の可能性を示唆するとき，私たちは臨床情報を詳細に検討し，対立する鑑別診断を検討していきます。この過程で，思わぬ臨床情報が活用されたり，あるいは臨床情報の誤解釈に気付いたりするものです。そしてこの過程それ自体が，読者目線ではひとつの大きなストーリーとして捉えられるのです。

　例えば私たちが以前 *NEJM* の「Clinical Problem-Solving」に報告した症例[5]では，遷延する低血圧とその後生じる落屑から，トキシックショック症候群（Toxic shock syndrome）と，原因不明の中毒を主要な対立軸として，

症例やディスカッションを展開しました。

重要な対立軸

　異なる2つの鑑別診断だけでも優れたストーリーが生み出されることはありますが，そこに臨床上の意義をもたらすのは，それらに対する治療アプローチが大きく異なる場合です。仮に目の前に同様に確からしい鑑別診断が存在したとしても，結果として治療アプローチに差異がなければ，そこから得られる教訓はさほど多くないのが現実でしょう。しかしながら，もし対立する鑑別診断に対する治療アプローチが真逆の場合（例えば，免疫抑制剤の増減[6]など），その診断は治療プロセスに大きな影響を及ぼします。治療へのアプローチが異なる鑑別診断が存在する場合，そこに着目することで，症例のストーリー性や教訓的側面に気が付くことがあるのです。先ほどの *NEJM* の「Clinical Problem-Solving」の例[5]で言えば，トキシックショック症候群なら抗菌薬投与，中毒であれば血液透析などが治療選択肢に挙げられるため，治療アプローチが全く異なります。

　臨床経過における大きな困難（Challenge）とは，いわば症例のハイライトのようなものです。症例報告に用いることのできる単語数は，数百語程度と決して多くはありません。限られた語数の中で，症例の特異性や教訓性を伝えるためには，大きなハイライトとなる側面を同定し，それを効果的に伝えることが必要になるのです。

臨床経過における選択（Choice）とは何か

　症例のハイライトが明確になったら，次に考えるべきはその解決の過程です。臨床経過における困難を解決するために，私たちは何らかの選択（Choice）を行います。それは鑑別診断の取捨選択かもしれませんし，あるいは侵襲的な検査を行うかどうかの診断もあれば，治療オプションの選択の場合もあるでしょう。ここで大切なのは，教訓がどのようにその選択（Choice）に貢献したかを明確にすることです。このプロセスを行うことで，第1章で教科書のような形でまとめた教訓を，提示症例のストーリーの

中に位置付けることができます。

　第1章では，症例報告の教訓を形作るに当たり，まず教訓の種類を，臨床情報とその解釈の2つに分類しました。そしてそれを具体化し（Five Whys），さらに重層化させ，パールのような形でまとめてきました。もちろんこれだけでも，教訓としては優れた形にまとまっていることでしょう。しかし，症例報告としてその教訓を提示する際には，これだけでは不十分です。なぜならこれだけでは，〈なぜその症例報告を読まなくてはいけないのか〉が抜けているからです。ただ教訓を学ぶだけなら，優れたクリニカル・パールをまとめた文献はいくつも存在します。こうした文献が存在する今でもなお，症例報告が意義深いのは，ひとえに教訓がストーリーとして提示されているからです。ストーリー性を持った教訓は，ただの羅列よりも効果的に記憶に残ります。したがって，なぜその教訓が目の前の症例に役立ったのか，あらためて考える必要があるのです。

　いわゆるクリニカル・パールのようにまとめられた教訓が，問題の解決に活用される過程はどのような種類があるのでしょうか。ここでは，3つのCに着目してみましょう（図2）[注2]。

- Connection……ノイズと思われた情報が，結果的に活用され，その重要性が教訓となる
- Catch……………解釈のピットフォールが存在し，それを避けるための教訓が提示される
- Creativity………通常は想定しない創造的な考え方が提起され，それが教訓となる

Connection（関連性）

　まず着目すべきは，Connectionの存在です。ここでは特に，当初ノイズと思われていた情報が，結果的に診断と治療に活用され，その重要性が教訓となることを意味しています。既に第1章で簡単に述べたように，クリニカ

注2　ここで提示した3つのCは，文献7を参考に，症例報告への応用可能性なども考慮し筆者が選択しました。

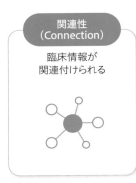

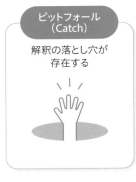

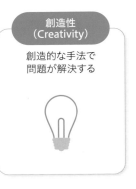

| 図2 | 関連性，ピットフォール，創造性に注目する

教訓が臨床推論に活用されるパターンとして，まずは 3 つの C に注目したい。教訓とストーリーが関連付けられるパターンとしてよく見られるのは，一見関連しない臨床情報が関連付けられる（Connection），あるいは解釈における落とし穴が存在する（Catch）場合だ。稀ではあるが，思いもよらない創造的な解決方法（Creativity）によって臨床推論の見通しが劇的に変わることもある。

ル・パールと呼ばれるものの多くは，臨床情報を速やかに解釈する（システム 1 の活用を促す）ための一助となるか，あるいは見落としへの注意喚起をする（システム 1 の過剰活用を抑制する）もののいずれかに分類されます。パールとしてまとめた教訓が特に後者に当てはまる場合，その教訓が症例において果たす役割は，ノイズと思われた臨床情報に注意喚起を促すものであることが多いものです。もし教訓の主たる役割が，この Connection に分類される場合は，実際の執筆においてもその過程が浮き彫りになるよう注意してみましょう。

　具体的には，ノイズと思われた情報を，可能な限り実際の臨床経過の時間軸に即した位置に配置する必要があります。例えば，通常システム・レビューに分類される臨床情報であったとしても，実際の臨床経過の早い段階で患者からその臨床情報を得ていた場合，あえてその位置に情報を配置することなどが挙げられます。症例報告では，私たちがちょうど症例プレゼンテーションを構築するように，情報の提示は必ずしも時間軸に即していないことが多いものです。例えば聞き忘れていた社会歴を仮に後から追加聴取したとしても，その情報は社会歴の項目にまとめて提示します。こうした構成は，ちょうど症例プレゼンテーションでも一定の作法があるのと同様，症例報告においても極めて重要なものです。しかしながら，もし教訓が臨床情報のノイズ性に焦点を当てる

ものである場合，時間軸を排除した症例提示は，時として臨床情報のノイズ性自体を失わせることにもつながってしまいます。あえて情報の一部を時間軸に即して提示することで，結果的に教訓のストーリー性が際立ち，それは結果として教訓をよりストーリーに即して提示することにつながるのです。

Catch（落とし穴，ピットフォール）

　次に考えたいのは，Catch の存在です。臨床情報が誰の目にも明らかな形で存在していても，その有用性に気が付かなければ，その情報は症例に寄与しません。こうしたピットフォールが存在する場合，それを避けるための方法が教訓となり得ます。

　ピットフォールや落とし穴は，他の鑑別診断の可能性も高い場合，あるいは1つ1つの所見ではなく，所見の組み合わせにより確定診断が行われる場合などに生じます。前者の例としては，例えば臨床情報がいくつかの疾患の可能性を高め，それによりアンカリングされる場合が挙げられます。腹痛から胃潰瘍を想起したが，実は急性冠症候群だった，など，こうした例は日常で多く見られます。後者の例としては，症状が全身にわたる疾患で，その組み合わせにより確定診断がなされる場合が挙げられるでしょう（POEMS 症候群や感染性心内膜炎など，多彩な症状を呈する疾患がその良い例です）。

　なぜピットフォールに陥ったのかを，現場の状況が再現できるようにストーリーとして提示できれば，教訓は強く記憶に残り，意義深いものとなります。特に，こうしたピットフォール関連症例の多くは，時間が経過し冷静に振り返ると，なぜピットフォールに陥ったのかが不明確になりがちです。字面だけを追って振り返れば，当然気付くべき所見を見逃していたようにしか見えなくなることが多いのです。アンカリング・バイアスをはじめとした Catch（落とし穴）がなぜ生じたのか，そしてそれをどう誌面で再現するのかを十分検討しましょう。また，Catch（落とし穴）の存在を強調するあまり，実際の診断過程から逸脱することのないように注意しましょう。実臨床の現場やそのピットフォールを誌面で再現できないことは，思いの外多いものです。どれほど魅力的な症例だとしても，もしそれを誌面で再現することが難しければ，それ以上の深追いは避けるべきです。再現できないものを無理に誌面で再現することは，結果として実際の診断過程から大きく逸脱した執筆へと結びついてしまう

からです。これは研究で言えば捏造に当たるものですから，決して行ってはなりません。

Creativity（創造性）

　稀ではありますが，思いもよらない Creativity（創造性）のある教訓が，突如生み出されることもあります。血算や生化学をはじめ，臨床でよく出合う所見や検査は，時として思わぬ形で活用されることがあるものです。この場合，教訓それ自体がストーリーの中心となり得ます。

　例えば *NEJM* の「Clinical Problem-Solving」にかつて掲載されたある症例は，血液検査の溶血検体に着目することで診断に近づけるものでした[8]。溶血検体は，多くの場合再検査に回すだけの対応となりがちであり，そこから鑑別診断を構築できるとはあまり考えないものです。その意味で，この症例は診断に際して着眼点の創造性が求められるものでした。また，症例のディスカッションでは溶血検体の所見などを効果的に画像として提示し，1文目から溶血検体の重要性について述べています。こうした提示方法は，臨床診断の過程における創造性をうまく表現した点で，学ぶところが多いと言えます。

症例提示を構築する

　ここまで考えたら，いよいよ症例提示を構築していきます。細かな英作文については，既に数多くの文献が存在します。したがってここでは，執筆に必要な考え方を概説します。以下に示す症例提示の構築方法は，通常の短い症例提示でも，あるいは Clinical Problem-Solving 型の長文症例提示（*NEJM* や *Journal of Hospital Medicine* など）においても活用できるものです。

構成と大きな流れを考える

　まず確認すべきは，ターゲットとするジャーナルの投稿要件です。ジャーナルによっては，症例提示についても語数が指定されています。まず投稿要件を

確認し，どれだけの内容を記載できるのか検討しましょう。慣れてくると語数の確認だけで執筆に取りかかることもできますが，不慣れなうちは，簡易的に制限語数を 20 で割ることで，大まかな構成の一助とすることができます。例えば仮に症例提示を 500 語以内で行わなければならないとしましょう。この場合，500/20＝25 センテンスの内容，すなわち箇条書きにして 25 個の要素を含めることができます。1 センテンスが 20 語程度という前提に基づいた簡易的な計算ですが，ある程度の目安にはなるでしょう。

　次に，症例提示の流れを確認します。通常は臨床で行う症例プレゼンテーションと同様に，主訴 → 現病歴 → 既往歴 → 社会歴 → 家族歴 → 身体診察 → 検査 → 治療の順番で提示します。*JAMA* をはじめとしたクイズ形式の場合は，身体診察あるいは検査あたりまでを症例提示とし，最終的な治療経過はディスカッションに含める場合もありますが，それでも大きな流れはあまり変わりません。短い症例提示では，いくつかの要素をまとめてひとつのパラグラフにしてしまうこともありますが，基本的な考え方はさほど変わりません。ここで考えたいのは，先程計算したセンテンスを，どの構成要素にどう割り振るかです。主訴は通常 1 センテンスでまとめられますが，現病歴や社会歴にどれだけのセンテンス数を割り振るかは，症例によっても異なります。また，臨床経過に関連のない検査結果を長々と書くこともしてはいけません。臨床症例の経過を考え，限られた語数をどのように割り振るか，1 センテンスにどの情報をどこまで含めるかを，箇条書きにしてまとめてみましょう（図 3）。

　このように箇条書きにしてまとめると，どの構成要素にどれだけのセンテンス数を割けるのか，また 1 パラグラフはどこからどこまでなのかが明確になります。ここまでできれば，初めての執筆も少しは楽に感じるはずです。症例提示を英語でまとめると聞くと大変そうですが，分割した 1 センテンスずつ英文にしていくと考えれば，少しはハードルが下がるはずです。

　現病歴や既往歴など，それぞれの要素にセンテンスをいくつ当てるかが決まったら，次にそれぞれのセンテンスに入れるべき内容を，単語の羅列でよいのでまとめてみましょう（図 4）。このあたりから，可能であれば英語で作業を行いたいところです。仮に医学用語の英語がすぐに思い出せなかったとしても，いずれは調べなければならないのです。ひとたび執筆が始まれば，単語を毎回調べるのは億劫になると思いますので，あらかじめ調べておいたほうが執

```
┌─────────────────────────────────┐
│  文章数：500/20＝25  ── 1        │
│                                 │
│  パラグラフ1：病歴［5］── 2      │
│    ・主訴/既往歴［1］            │
│    ・現病歴［2］      ⎫         │
│                      ⎬ 3        │
│    ・社会歴［2］      ⎭         │
│  パラグラフ2：身体診察［4］      │
│    ・バイタルサイン［1］        │
│    ・意識状態［1］              │
│    ・頭頸部［1］                │
│    ・皮膚［1］                  │
│              ⋮                  │
└─────────────────────────────────┘
```

1. 語数を20で割り，文章数を逆算する（例：症例提示500語/20＝25文）
2. 病歴，身体所見，検査，経過の各段落に振り分ける文章数を決める
3. 段落内に含めるべき内容について，文章数を決める

| 図3 | 語数から逆算し，含められる要素数を考える

執筆に不慣れなうちは，いきなり書き始めると途方に暮れることがある。症例提示では，まずジャーナルの投稿要件を確認し，どれだけの語数を使えるのか確認する。その上で語数を20で割るなどの方法で，どれだけのセンテンスを執筆できるのか逆算する。さらに，臨床経過において論理的にひとつの要素と言える各構成要素（例えば，現病歴，既往歴など）に，どれだけのセンテンス数を割くか判断する。

筆は楽になるはずです。

　大切なことは，毎日5分でもよいので執筆することです。語数から含められる要素を逆算して，単語の羅列で箇条書きにまとめる作業の効用は，思考を明確にするだけではありません。このプロセスは結果として大きな執筆作業を小さなタスクに分割し，業務の合間に取り組みやすい形にしてくれるのです。症例報告の執筆はちょうど，忙しい日々の合間を縫ってまとめる退院時要約の執筆とも似ています。時間が経てばそれだけ，症例に関する記憶も薄れ始め，執筆しにくくなるものだからです。ですが英文1センテンスだけなら，さほど時間をかけずに執筆できるはずです。一度執筆すると決めたら，退勤前の数分だけでも執筆を続けることを日課としましょう。初めは難しくても，日々の作業の積み重ねが，最終的に執筆に対する抵抗感を除いてくれるものです。

　こうして箇条書きの要素1つ1つを文章に書き起こして執筆した後には，箇条書きの最も大きな枠組みが，ひとつのパラグラフにそれぞれ対応してきます。箇条書きを外し，パラグラフとして整えることで，症例提示が完成します。

文章数：500/20 = 25

パラグラフ1：病歴 [5]
- 主訴 / 既往歴 [1]
  - 30s, previously healthy, fever/ anorexia/rash
- 現病歴 [2]
  - 5 days prior to arrival: throat pain/ rhinorrhea/cough/fever
  - 3 days prior to arrival: a maculopapular rash (neck/trunk -> ext.)
- 社会歴 [2]
  - No smoking/no alcohol
  - Recent travel history to a neighboring island

　　　　　　　⋮

1. 各センテンスに含める内容を，英単語の羅列でまとめておく
2. 毎日数分，1日1センテンスずつでもよいので執筆する
　　　　⋮

| 図4 | 各センテンスに含めるべき内容を，単語で列挙しておく

それぞれのセンテンスに含める内容を，英単語の羅列でよいので記載する。この作業を行うことで，毎日数分，1文ずつ執筆することが可能になる。1文ずつコツコツ執筆していき，最後に箇条書きを外せば執筆が完了する。執筆を終えた後は，一番大きな箇条書きの枠組み（この例では，病歴，身体所見……）が，それぞれひとつのパラグラフに対応する。

鑑別診断との関連を確認する

　症例提示部分の執筆を終えたら，次に症例提示部分を読み直して，実際の臨床推論の過程が再現できるか確認しましょう。ここで確認したいのは，次の2点です。

- 最終診断が鑑別診断のリストに最終的に残るか
- 対立軸（Challenge）として検討していた，同様に確からしい鑑別診断が，対立軸として明確に示されているか

　これらを確認するためには，ちょうど臨床推論の勉強会を行っているかのように，1センテンスごとに鑑別診断を列挙し，その鑑別診断の確からしさがど

```
1. A previously physically fit man in his 30s
   presented with a subacute history of fever,
   anorexia, and rash.
   1. Five days before arrival, he developed
      throat pain, rhinorrhea, nonproductive
      cough, and fever.
   2. Two days later he eventually noticed a
      maculopapular rash on his neck and
      trunk, which later involved his upper
      and lower extremities.
   3. He did not smoke and did not drink
      alcohol often.
   4. He was living in Japan and very
      recently visited a neighboring isle but
      denied any international travel.

2. On examination, his blood pressure was
   142/84 mm Hg; temperature, 38.3°C;
   pulse, 91/min; respiratory rate, 24/min;
   and oxygen saturation, 97% on ambient
   air.
   1. He was alert and oriented.
   2. There were no mucosal lesions or
      conjunctival injection.
             ⋮
```

▶ 30代男性の発熱／食思不振／皮疹
　→鑑別は何か？

▶ 5日前からの咽頭痛など
　→鑑別はどう変化するか？
　　　　　　　⋮

1. 最終診断に到達するか？
2. 主要な鑑別診断が明確か？

| 図5 | 鑑別診断を1センテンスずつ検討する

執筆を終えたら，1センテンスごとに鑑別診断を考える。診断に必要な陽性あるいは陰性所見は明確に提示されているだろうか。1センテンスずつ鑑別がどう変化するか確認し，最終的に診断に到達するか，そして主要な鑑別診断がハイライトされているかを確認する。
〔症例提示文は Mukaigawara M, et al：Fever, rash, and abnormal liver function test results. JAMA. 320（24）：2591-2592, 2018.［PMID：30489618］を一部改変し筆者作成〕

　う変化していくか，を検討することが有効です（図5）。この作業を行うことで，いわゆる Pertinent positive/negative と呼ばれる，診断に有用な陽性・陰性所見のモレを確認することができます。実際に症例を診察した立場で執筆すると，こうした情報のヌケはどうしても生じがちです。読者は症例を誌上でのみ体験できることに気を配りましょう。鑑別診断を誌面のみで論理的に考えることは，読者の立場で症例報告を見直すことでもあるのです。
　この作業を行う際には，最終的な診断のみならず，対立軸となる鑑別診断が明確かどうかも確認する必要があります。私たちが実際に症例マネジメントに

関わっていたときと同じように，鑑別診断が臨床経過と同様に確からしい形で想起されることを確認しましょう。これらの鑑別診断が異なるタイミングで想起されてしまうと，読者の視点からは対立軸に見えにくくなります。誌上で症例を再現することの困難さを理解し，読者が臨床推論の過程を追体験できるように心がけましょう。

ストーリーとの関連を確認する

　ここまでで，鑑別診断がどう推移するか，そして対立軸がどこにあるかが明確となったはずです。次に考えたいのは，ストーリーとの関連性です。ここまで検討してきた対立軸や鑑別診断は，ストーリーを構成する要素のうち，困難（Challenge）に当たります。次に考えるべきは，選択（Choice）についてです。中でも，教訓がどのように症例と関連するかを，読者にどう追体験させるか検討する必要があります。

　先ほど，教訓が症例に活用されるパターンとして，3つのC（Connection, Catch, Creativity）について考えました。このうち創造性（Creativity）はやや稀少なので割愛しますが，残りの関連性（Connection）と落とし穴（Catch）については，臨床情報の提示順を検討することで，読者に追体験させやすくなります。システム・レビューはその最たる例です。多くの場合，症例提示に全てのシステム・レビューを詳細に含めることは語数の観点から不可能であり，診断に直結する項目のみを含めることになります。これら診断に関連するシステム・レビューの項目を，鑑別診断の中で可能性が高そうな順に並べ替えたり，あるいは実際の診断過程に合わせてあえて順序を通常とは異なる形にしたりすることは，ひとつの方法として検討してもよいでしょう。

　例えば私たちが以前 NEJM の「Clinical Problem-Solving」に掲載した症例では，可能な限り実臨床の診断・治療過程を再現するよう配慮しました。鑑別診断のひとつである中毒を示唆する病歴（餅の摂取）は，通常の症例提示ではハイライトされて然るべき情報です。しかしながら，私たちがこの症例を実際に診断した際，餅に関する情報は，当初はノイズだと考えていました。この経緯を再現するために，私たちはあえて餅の摂取に関する情報を，ちょうど私自身が救急外来で聴取した通りに記載しました。すなわち，餅の摂取について

の病歴を提示（He ate a rice cake made with potato）し，その直後に消化器系のシステム・レビューを提示（He did not have nausea, vomiting, diarrhea, constipation, abdominal pain, ……）しました。あえて実臨床の様子を再現することで，教訓とストーリー性を表現したのです。

時系列の明確さを確認する

　これらに加えて，時系列の明確さも，今一度確認しておきましょう。発症何日目なのか，入院何日目なのか，あるいは ICU から一般病棟に転床して何日目なのか，明確に記載を行いましょう。語数が極めて限られている場合は After/before などの表現でまとめてしまうこともありますが，編集部からの要請がない限り，こうした表現は避けたほうが無難です。読者が誌上で時系列を正確に把握することは，思った以上に困難であることを理解しましょう。

　時系列の明確さは，いわゆる Clinical Problem-Solving 形式で症例報告を執筆する際に特に重要となります。Clinical Problem-Solving 形式の臨床推論文献の場合，通常は臨床情報をいくつかの段落に分割して提示します注3。こうした提示方法の場合，読者は私たちの臨床経過を Aliquot ごとに読み進め，かつそれぞれの Aliquot の直後には臨床推論の Commentary（解説）があるため，時系列が容易に不明確となるものです。したがって，発症からの日数，入院からの日数，転床からの日数など，状況に応じて適切な表現方法を使い分け，読者が症例の時系列経過を明確に把握できるように配慮する必要があるのです。

推敲する

　ここまで執筆を進めたら，最後に症例提示に関する推敲を行います。ディスカッションとまとめて推敲する方法もありますが，ディスカッションを執筆す

注3　このそれぞれを Aliquot（分割単位）と呼びます。

る前に症例提示を推敲することで，多くの場合は症例との関連をより明確にしたディスカッションを執筆できるでしょう。症例提示の推敲について，手順に決まったものはありませんが，例えば以下の手段が有効です。

- 読み手の視点で内容を検討する（寝かせる/印刷する/音読する）
- 1 パラグラフにひとつの内容が提示されているか確認する
- 不要な表現を削除する
- 意味が不明確な表現を修正する
- シンプルな表現を心がける
- 類似した症例報告の表現を確認する

読み手の視点で検討する

　推敲の方法として最も簡便なのは，時間をいったん空けて内容を確認することです。執筆に携わっている最中は，読み手としての視点ではなく，書き手として症例報告を検討しています。執筆が一段落した際に，1 日あるいは数日空けてから執筆した文章を見直してみましょう。執筆者の立場をいったん離れて検討することで，流れのつかみにくい箇所が見えてきます。こうした確認作業の際，スクリーン上ではなく印刷して検討することも有効な場合があります。また，音読してみるのも一案です。症例提示は通常，極めて限られた語数で構成します。こうした場合，ちょうどスピーチを執筆するように，音読を想定して執筆すること（Writing for the ear）も有効な場合があります。もし音読してみて詰まる箇所がある場合は，論理構成の面においても再構成が必要な可能性があるかもしれませんし，あるいは不必要に難解な表現を用いている可能性があります。

パラグラフ構成を検討する

　論理構成の観点から重要なのは，ひとつのパラグラフに，ひとつの内容だけが提示されているか確認することです[9]。現病歴，既往歴などカテゴリーごとに 1 パラグラフとすることが理想的ですが，症例提示では語数の都合上，い

くつかのカテゴリー（例えば，現病歴以外の病歴）をまとめて 1 パラグラフ
とすることもあります。いずれにせよ，臨床経過の点で論理的にひとつの内容
と捉えられる要素が，それぞれパラグラフとして提示されていることを確認し
ましょう。前述したような形式で箇条書きから症例提示を構築した場合，既に
パラグラフがひとつの内容を示せていることが多いかとは思いますが，文章の
追加削除などを行っているうちに，この原則が崩れてしまうこともあります。
したがって，推敲の段階で再度論理構成を確認することが重要になります（図
6）。

不要な表現を削除する（図 7）

　次に，不要な表現を削除しましょう[10]。特に，副詞や形容詞について，そ
の必要性を再考しましょう。執筆に不慣れなうちは，短い症例提示さえも長文
に感じるものです。このとき，つい行ってしまうのが，不要な副詞や形容詞を
追加し，短くまとめられるはずの表現を，あえて長くして語数を稼ぐことで
す。ですが，こうした語数の水増しは絶対に行ってはなりません。不要な表現
で冗長となった文章は，読み手のことを考えていないものですし，何より新た
な臨床情報を追加する機会をみすみす失わせている点で非効果的です。記載し
た副詞や形容詞，あるいは助動詞は本当に必要なのか，1 センテンスずつ仔細
に検討していきましょう。副詞や形容詞は，基本的にないに越したことはあり
ません。

曖昧な表現を明確にする（図 7）

　加えて，意味が不明確な表現にも注意が必要です[11]。急性の（acute），慢
性の（chronic），重篤な（critical）などの表現は，その根拠を示さなけれ
ば，ただの主観的な意見にすぎません。このことはディスカッションだけでな
く，症例提示にも当てはまります。執筆した全ての表現に根拠（臨床情報）が
伴っているか，必ず確認しましょう。この推敲の過程で，そもそも不明確な表
現自体が不要と思われる場合は，それ自体を削除してしまいましょう。例え
ば，急性（acute）ではなく，2 日間の経過（a two-day history of）とすれ

1. A previously physically fit man in his 30s presented with a subacute history of fever, anorexia, and rash.	**段落 1．病歴** 主訴
1. Five days before arrival, he developed throat pain, rhinorrhea, nonproductive cough, and fever.	現病歴 1
2. Two days later he eventually noticed a maculopapular rash on his neck and trunk, which later involved his upper and lower extremities.	現病歴 2
3. He did not smoke and did not drink alcohol often.	社会歴 1
4. He was living in Japan and very recently visited a neighboring isle but denied any international travel.	社会歴 2
2. On examination, his blood pressure was 142/84 mm Hg; temperature, 38.3℃; pulse, 91/min; respiratory rate, 24/min; and oxygen saturation, 97% on ambient air.	**段落 2．身体所見** バイタルサイン
1. He was alert and oriented.	意識状態
2. There were no mucosal lesions or conjunctival injection.	頭頸部
3. A maculopapular rash was noted on the trunk and extremities as well as the palms and soles.	皮膚

│ 図6 │ パラグラフ構成を検討する

初めのうちは，執筆後に再度パラグラフ構成を確認するとよい。症例提示も含め，英文執筆の原則は1パラグラフにひとつの内容とする。執筆や編集の過程で，この原則が崩れていないことを確認する。例えば図の例では，最初の段落に病歴を，2つ目の段落に身体所見をまとめている。症例提示では，各段落の内容を1文目にまとめることに，さほど気を配る必要はない（こうしたまとめの1文目を，トピック・センテンスと呼ぶ。これはディスカッション執筆には重要な構成要素となる）。しかしながら，各段落の1文目は論理的に適切なものを選ぶべきだろう。例えば病歴に関する段落の1文目は，患者の年齢・性別，そして主訴が提示される必要がある（段落1，濃青色）。また，身体所見に関する段落の1文目は，臨床の症例プレゼンテーションと同様に，バイタルサインが最も自然だろう（段落2，濃青色）。なお，ここでは既往歴を1文目で要約しているため，段落1は現病歴と社会歴に焦点を当てたものになっている。

〔症例提示文は Mukaigawara M, et al：Fever, rash, and abnormal liver function test results. JAMA. 320（24）：2591–2592, 2018.［PMID：30489618］を一部改変し筆者作成〕

ば，時系列を明確にした症例提示ができるのみならず，曖昧な表現（この場合は acute）自体を削除できます。このように多くの場合，根拠となる情報が明確に提示されていれば，曖昧な表現自体が不要となります。

　外国語としての英語で執筆するとき，曖昧さには特に注意する必要があるでしょう。類義語として使用してきた表現の中には，厳密には意味が異なるものも存在します。例えば due to という表現は because of や owing to の類義

| 図7 | 不要な表現を削除し，曖昧な表現を明確／シンプルにする

英文表現で気を付けたいのは，不要な表現を削除し，そして曖昧な表現を明確かつシンプルにすること。例えばここでは，不要な表現（eventually）を削除し，複雑な表現をシンプルに変更し（physically fit→healthy；did not drink alcohol→only drank alcohol occasionally；isle→island），曖昧な表現を明確にしている（subacute→5-day）。

〔症例提示文は Mukaigawara M, et al：Fever, rash, and abnormal liver function test results. JAMA. 320（24）：2591–2592, 2018.［PMID：30489618］を一部改変し筆者作成。〕

語として捉えられがちですが，実際には attributable to のみと互換的に使うべき表現です[12]。1文ずつに分けて執筆することで，私たちはこうした細かな表現にまで気を配る余裕が生まれてきているはずです。細部まで気を配ってこそ，私たちは臨床の物語を，正確に読者に伝えることができます。巷には残念ながらテンプレートや機械翻訳などを用いて片手間に執筆せよとの指南も見受けられますが，私たちはこうした態度に強く反対します。ましてや，片手間に作成した文章を英文校正に出して体裁だけ整えて投稿しようなどとは，決して考えてはなりません（現場の物語を緻密に表現しようとしない文章が文法的に校正されても，その文章が現場の状況を正確に伝えられるとは到底思えないからです）。症例報告も，そしてそのうち最もシンプルとされる症例提示も，テンプレートなどで簡易的に書けるとは決して考えてはなりません。日本語で執

筆する以上に，私たちは 1 つ 1 つの表現に慎重になるべきなのです。

シンプルな表現に変更する（図 7）

　文章全体をシンプルな表現にすることも，推敲において不可欠な手順です。初学者のうちはそもそもシンプルな表現しか思い浮かばないとは思いますが，少しずつ慣れてくると，文章表現自体に技巧を凝らしたくなることがあります。ですが，英文表現はシンプルに越したことはありません。症例報告の目的は，文章表現を通じて私たちが経験した臨床現場の様子が明確に浮かび上がることです。その点で，技巧を凝らした難解な表現は妨げとなることがほとんどです。常にシンプルにまとめるよう心がけましょう。スピーチ・ライティングの授業などで指摘されることでもありますが，ステンドグラスのように技巧を凝らして向こう側が見えない窓を作るのではなく，ガラス窓のように透明で，実臨床の現場が透き通って見える明快な文章を執筆しましょう。平易な単語や表現こそが，優れた文献への一番の近道です。

　もちろん，平易さも主観的なものです。何をもって平易と呼べるのでしょうか。ひとつの指針としては，

- 文章レベルでは，なるべく否定形ではなく肯定形を用いる[13] こと
- 単語レベルでは，ラテン語由来ではなくアングロ・サクソン語由来の表現を用いる[14] こと

などが挙げられます。例えば臨床所見に「気が付かなかった」と表現する際，did not notice ではなく overlooked とすれば，語数も短くシンプルな表現になります。一般的には，否定表現よりも肯定表現を用いることで，よりシンプルな文章を執筆することができます。また，「十分」という表現にも enough（アングロ・サクソン語由来）と sufficient（ラテン語由来）のふたつの表現がありますが，前者の方がよりシンプルです。こうした語源については，語源辞典[15] などで確認できます。語源に過剰にこだわる必要はありませんが，一般的にアングロ・サクソン語由来の表現のほうが，ラテン語由来の表現よりもシンプルにまとめることができます。もちろん，シンプルさにこだわるあま

り，過度に稚拙な表現は避けるべきです。それでも論文だからといって難解な表現を使うのではなく，意味が明瞭に伝わり，症例の経過が明確となる表現を心がける必要があるのです。

類似する症例報告の表現を確認する

　最後に，実際に執筆した上で，類似した症例報告の表現を確認してみましょう。先行文献にある表現を学び蓄積することの重要性はよく指摘されますが，こうした作業は実際に執筆している最中でなければ，モチベーションを保つことがなかなか難しいものです。一度執筆した上で，ターゲットとするジャーナルに掲載された文献や，同じ専門領域の症例報告などを見てみましょう。冗長になっている表現をいかにコンパクトにまとめるか，ヒントが得られる場合があります。また，検査結果の提示方法や，数字の表記などについては，ジャーナルによって求める要件やスタンダードな記載方法が異なります。投稿要件を確認した上で，さらに先行文献を見ることで，編集者が求める表現を確認することにもつながります。ジャーナルの中にはあらかじめチェックリストを作成し，執筆内容が投稿に適したものか確認するよう促すものもあります。中でも時折見かけるのが，CARE ガイドラインと呼ばれるものです[16, 17]。このガイドラインは症例報告の標準化を図って作成されたもので，このうち CARE チェックリスト[18]と呼ばれる項目を確認することで，症例報告に必要な内容を再確認できます。これらの項目は執筆しているうちに自然と達成されていることが多いものですが，執筆に不慣れなうちは，折に触れて内容を確認してもよいでしょう。

　類似した症例報告の内容を活用する際に注意すべきは，剽窃（Plagiarism）を絶対に行わないことです。参考になる文章をそのままコピーしてはなりません。参考になる文章で使える箇所を，目の前の症例に適応できるよう変更を加えた上で用いましょう。特に初学者の場合は，執筆の全ての過程において（箇条書きの段階でも）コピー・アンド・ペーストを一切しないよう心がけるべきです。これはコピーする癖をつけないという点で重要です。また，執筆に不慣れなうちはコピーした文章が何らかの形で最終的に残存してしまうリスクもあるからです（これは英語が第一言語であるか否かの問題ではなく，執筆経験の

問題だと思われます）。コピー・アンド・ペーストを行わないよう心がけることは，剽窃のリスクとなる行為を最大限排除する意味でも重要なのです。近年ではオンラインで剽窃チェックを行えます（Plagiarism checker と呼ばれる）ので，仕上げの段階でこうしたツールを活用するのも一案です。

　なお，ここで紹介した症例提示の推敲方法の多くは，以下の文献に由来しています。これらの教科書は米国の大学や大学院で，ライティングのための教材として使われています。執筆を始めたばかりのうちは，あまり細かなことは考えずに数をこなすことを優先すべきだと考えますが，ある程度英文執筆に慣れてきたら，手元に用意し，定期的にこれらの文献を見直すことを推奨します。

- Strunk W, et al：*The Elements of Style*., Fourth Edition. Allyn & Bacon, Boston, 1999.
- Zinsser W：*On Writing Well*. Harper Perennial, New York, 2016.
- Williams JM, et al：*Style：The Basics of Clarity and Grace*., Fourth Edition. Pearson, London, 2011.

◁▭▭

　本章では，ストーリーとして症例提示を行う方法から，具体的な症例提示の執筆プロセスについて概説しました。第1章と同様，ここでも本章の内容をチェックボックスとしてまとめます。ここまでで，症例の教訓とストーリー性が抽出され，症例提示についての執筆が終わったところだと思います。第3章からはいよいよ，執筆チームをどう構成していくのかを検討し，さらにディスカッションについて考えてみましょう。

ストーリーの抽出と症例提示執筆のためのチェックボックス

1. 困難（Challenge），選択（Choice），結果（Outcome）のストーリーの型を活用した

☐ **臨床経過における困難（Challenge）が何かを同定した**

    ☐ 同様に確からしい鑑別診断の対立軸（二項対立）を同定した
    ☐ 対立する診断仮説の臨床上の重要性を検討した

☐ **教訓がどう選択（Choice）に影響を及ぼしたか，その過程を検討した**

    ☐ 関連性（Connection）について検討した
    ☐ ピットフォール（Catch）について検討した
    ☐ 創造性（Creativity）の有無を確認した

2. 症例提示を構築し執筆した

☐ **全体の構成を検討した**

    ☐ 投稿要件と語数を確認した
    ☐ 語数から，症例提示に含められる臨床情報の数を推定した
    ☐ どの臨床情報にどれだけの語数（センテンス数）を割くか計画した
    ☐ 箇条書きで症例提示を計画した

☐ **毎日数分だけでも，分割して執筆を継続した**

☐ **鑑別診断との関連を検討した**

    ☐ センテンスごとに鑑別診断がどう推移するか検討した
    ☐ 最終的な診断が鑑別診断リストに残るか確認した
    ☐ 対立軸となる鑑別診断が明確になっているか確認した

☐ **ストーリーとの関連を確認した**

    ☐ 臨床情報を提示する順序について再考した

☐ **時系列の明確さを確認した**

3. 症例提示について，十分な推敲を行った

☐ **読み手の視点から内容を検討した**

    ☐ 時間を空けて内容を確認した
    ☐ 印刷して確認した
    ☐ （音読して確認した）

☐ **パラグラフ構成を検討した**

    ☐ 1パラグラフ1要素の原則が守られているか再確認した

☐ **不要な表現を削除した**

    ☐ 不要な副詞や形容詞を削除した

☐ **曖昧な表現を明確にした**

    ☐ 意味が不明確な表現にかえて，根拠となる臨床情報を提示した

☐ **シンプルな表現に変更した**

    ☐ 文章レベルで，否定形ではなく肯定形を用いるよう配慮した
    ☐ （単語レベルで，ラテン語由来ではなくアングロ・サクソン語由来のものを用いた）

☐ **類似する症例報告の表現を確認した**

    ☐ ターゲットとするジャーナルが用いる表現を確認し，コピーすることなく活用した

文献

1) Morrison T：Nobel lecture. 1993. https://www.nobelprize.org/prizes/literature/1993/morrison/lecture/

2) Berman P, et al：Case reports in the Lancet：a new narrative. Lancet. 385（8875）：1277, 2015. doi：10.1016/S0140-6736(15)60642-0

3) Campbell J：The hero with a thousand faces. pp.23-31, New World Library, Novato, 2008.

4) Ganz M：What is public narrative? 2016. https://projects.iq.harvard.edu/files/ganzorganizing/files/what_is_public_narrative.pdf

5) Mukaigawara M, et al：A curve ball. N Engl J Med. 383（10）：970-975, 2020. [PMID：32877587]

6) Mukaigawara M, et al：Past is prologue. J Hosp Med. 14（8）：501-505, 2019. [PMID：31251159]

7) Heath C, et al：Made to stick: Why Some Ideas Survive and Others Die. Random House, New York, 2007.

8) Geha RM, et al：Overcoming the barrier. N Engl J Med. 379（23）：2256-2261, 2018. [PMID：30575451]

9) Strunk W, et al：The Elements of Style, Fourth Edition. pp.15-16, Allyn & Bacon, Boston, 1999.

10) 前出9）pp.23-24, Allyn & Bacon, Boston, 1999.

11) 前出9）pp.21-23, Allyn & Bacon, Boston, 1999.

12) 前出9）pp.44-45, Allyn & Bacon, Boston, 1999.

13) Williams JM, et al：Style：The Basics of Clarity and Grace., Fourth Edition. p.87, Pearson, London, 2011.

14) Zinsser W：Writing English as a second language. 2009. https://theamericanscholar.org/writing-english-as-a-second-language/

15) Harper D：Online Etymology Dictionary. https://www.etymonline.com/

16) Gagnier JJ, et al：The CARE guidelines：consensus-based clinical case reporting guideline development. Glob Adv Health Med. 2（5）：38-43, 2013. [PMID：24416692]

17) Riley DS, et al：CARE guidelines for case reports：explanation and elaboration document. J Clin Epidemiol. 89：218-235, 2017. [PMID：28529185]

18) CARE Development Group：2013 CARE checklist. 2013. https://www.care-statement.org/checklist

エピソードを文献にまとめる

　本章では，記憶に残る症例報告にはストーリーが存在すること，そしてそれを明確に読者に伝えることの重要性を指摘しました。実のところ，こうしたエピソード自体を文献としてまとめ，それを報告することもできます。これらのエピソードが掲載されるセクションとしては，*NEJM* の「Perspective」や*JAMA* の「A Piece of My Mind」，*Annals of Internal Medicine* の「On Being a Doctor」，あるいは *JAMA Internal Medicine* の「Perspectives」などが特に有名です。いずれも 1,000 語程度の短いエッセイですが，医師が出会った患者とのエピソードなどが，多数掲載されています。

　こうしたエッセイが持つ学術的貢献は，正直なところ皆無と言ってもよいでしょう。引用されることもなければ，何か新たな学術的知見を生み出すものでもありません。ですが執筆者としては，これらのエッセイは，執筆に関わった文献の中でも，最も印象に残るもののひとつとなるものです。

　手前味噌で恐縮ですが，私も初期研修医時代に出会った終末期の患者さんとの短いエピソードを，*JAMA Internal Medicine* に掲載したことがあります[1]。このエッセイは，私自身が臨床医学の奥深さを実感し，目の前の患者さんに生じた出来事に驚き，そしてそれを記録に残したいと思い執筆したものです。学術文献として引用されることは今後もおそらくないと思いますが，一方でこのエッセイが掲載されたときの喜びに勝るものも，今後そう感じられるものではないと思っています。印象深く心に残る症例に出合えたとき，こうしたエッセイの投稿も，検討してもよいかもしれません。

　では，これらのエッセイを掲載するには，どのような点に注意すべきなのでしょうか。最も注意すべきは，意外性の是非です。巷にあふれるエピソードの多くは，実のところ使い古されたものがほとんどです。エピソードを共有する側としては，そのエピソードがユニークなものだと思いがちですが，実際着眼点の多くは，ありきたりなものが意外と多いのです。

---

1) | Mukaigawara M：Going home, dying. JAMA Intern Med. 176（11）：1603, 2016.［PMID：27668403］

　使い古されていないエピソードを探せ——このことは，聴衆を動かすエピソードが鍵を握る，スピーチ・ライティングの授業などで指摘されることでもあります。私が米国の大学院修士課程で受講した講義のひとつに，Obama 大統領のスピーチ・ライターによるスピーチ・ライティングの授業がありました。ここで再三指摘されたのは，巷にあふれる〈エピソード〉の多くが，いかに使い古されたものであるか，という点でした。例えば COVID-19 のパンデミック中に米国の名だたる企業が流した TV コマーシャルの多くは，内容や着眼点において寸分違わないものでした[2]。

　同じエピソードでも，視点を少し変えるだけで，読者の心を引きつけるエピソードになるものです。意外性とは何か——ここでは深入りはしませんが，前述の講義で紹介された，印象深いエッセイをひとつ，参考文献として紹介します[3]。このエッセイは，Kennedy 大統領暗殺直後のある１日を描いたものです。おそらく全米中のメディアがあるひとつの視点からその１日を捉えていたとき，後にピュリッツァー賞を受賞する Jimmy Breslin は，そのすぐそばにありながら全く異なる視点からその１日を切り取り，人々の記憶に残るエッセイとしてまとめ上げました。その着目点から最終センテンスに至るまで，心を引きつけるエピソードの見本のようなエッセイです。

2) Microsoft Sam：Every COVID-19 commercial is exactly the same. 2020. https://www.youtube.com/watch?v=vM3J9jDoaTA

3) Breslin J：Digging JFK grave was his honor. 2017. https://www.thedailybeast.com/its-an-honor

第 3 章

効果的な執筆チームを
構成する

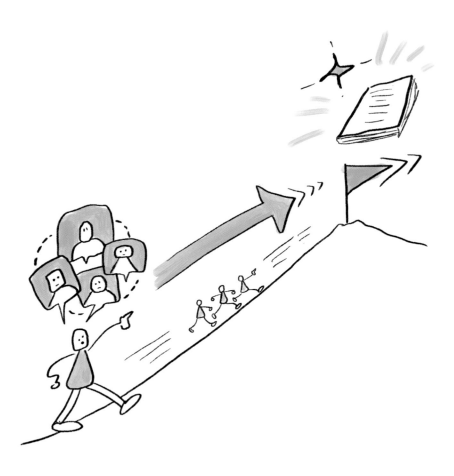

優れた業績は，力ではなく忍耐によって成し遂げられるものだ。[注1]

サミュエル・ジョンソン
Samuel Johnson
詩人・批評家・文献学者

症例を共有する過程で喜びを覚え，そこに価値を見いだすのは臨床医である証拠です。臨床医は患者1人1人を大切に考え，症例から学び，共有することが醍醐味であると感じています。「ぜひこの症例を書きたい」，または指導医から「この症例は報告すべきだ」と声をかけられることから執筆を考え始めるでしょう。

　忙しい現場にいながら論文を書くのは容易なことではありません。執筆しようと考えても，論文がアクセプトされて発表まで到達するのはごくわずかで，道のりは長く，いくつもの大きな壁があるからです。また，「論文を書く時間がない」「どれが良い症例なのか分からない」「良い指導医がいない」など，症例報告に取り組む前に立ちはだかる数々のハードルから，執筆に取りかかれないと考える方も多いのではないでしょうか。

　こうした多くのハードルを乗り越えて執筆までこぎつけるには，執筆自体に楽しさや喜びを見いだすことが大切です。

「書くことが楽しいから，忙しくても書く」

　このように思えれば，多忙な臨床の合間にも，執筆を継続する習慣を作ることができます。では，「書くことが楽しいから，忙しくても書く」というサイクルを作るにはどうしたらよいのでしょうか。「論文を書くのが楽しい」となるためには，良い執筆チーム作りが鍵を握ります。ちょうど臨床で私たちがチームとして診療に取り組むように，お互いに信頼できる優れた執筆チームがあれば，症例報告の執筆に関する数々のハードルを，協力しながら乗り越えられるからです。

　私たちの知る限り，症例報告や文献執筆に関する教科書ではこれまで，チームの重要性はあまり論じられていなかったように思えます。そして実際の執筆の現場においても，執筆チーム構成について疑問を持つ方も多いようです。例えば初学者が執筆者となるとき，手取り足取り丁寧に指導してもらうことを上級医に期待しがちです。一方，執筆指導医は臨床経験のある上級医であっても，論文指導においては未熟であると感じている方も多いでしょう。そこで本

注1　原文は"Great works are performed not by strength but by perseverance"（著者訳）。

章では，執筆チームを作っていく上でどんな点を考慮すればよいか考えていきます。特に，以下の点について考えてみましょう。

- 効果的な執筆チームの構成
- 執筆に関する目標の設定
- 執筆に関する注意点
- 指導に当たっての注意点

効果的な執筆チームの構成

多くの場合，執筆チームは以下のメンバーで構成されます。

- 筆頭著者　1名
- 共同執筆者（執筆指導医）　1名から数名

ここではまず，各執筆者の役割と，よくある疑問について考えます。

筆頭著者

執筆で主導的な役割を果たすのが，筆頭著者です。筆頭著者の役割を列挙します。

- 患者から執筆に関する同意（Consent）を取る
- 画像を取り寄せる
- 文献検索を行う
- 原稿のドラフトを書く
- 締め切りを守る
- 論文をジャーナルに投稿する
- 査読者（Reviewer）にレスポンスを書く

　誰が筆頭著者になるかに関して，特に学年や経歴などの縛りはありません。やる気のある初期研修医や専攻医が筆頭著者になることも，決して珍しくありません。また，筆頭著者は必ずしも責任著者（Corresponding author）である必要もありません。ジャーナルの投稿要件などによっては，主たる指導医が責任著者となりつつも，筆頭著者が第1著者になることもあります[注2]。

　筆頭著者が行うべき初めのステップは，「この症例が報告に値するのか」を考えることです。これらのポイントは第1章，第2章に述べてある通りです。臨床経験も少なく，判断が難しい場合には，上級医との相談が不可欠です。執筆する症例が確定したら，次は執筆チームを決定します。筆頭著者は指導医の誰に依頼すべきか，よく分からず迷うかもしれません。著者基準を満たすかどうかはっきりしない段階では，可能性のある執筆候補者を全て含めるのではなく，コアになる執筆メンバーのみを決めておき，その後の貢献度によって，謝辞のみに掲載するか，執筆者として加わってもらうかなど臨機応変に対応したほうが望ましいでしょう。

　筆頭著者の役割に関してよく耳にする疑問として，以下の例が挙げられます。

- 誰が共同執筆者（執筆指導医）になるのか
- 著者基準（Authorship criteria）とどう擦り合わせるのか
- 誰に相談すべきか
- 臨床経験は豊富だが執筆経験の少ない指導医との共同執筆は難しいか
- 同じ症例について報告希望者が複数いる場合，執筆チームをどのように作るべきか

これらについて，少し考えてみましょう。

注2　著者の順番は，そもそも分野によっても大きく異なります。医学系論文では筆頭著者が第1著者となり，全体を統括した責任者が最終著者となることが多いものです。しかしながら，例えば社会科学系では全著者をアルファベット順に記載することが通常です。インパクト・ファクターに加え，著者の順番も分野間比較が難しいことは，常に念頭に置きたいものです。

誰が共同執筆者（執筆指導医）になるのか

　臨床での指導医がたまたま論文執筆の経験が豊富な上級医であれば幸運ですが，むしろ，そうでない場合が多いでしょう。臨床での指導医が執筆での指導医にそのままなるとは限りません。現場では，直接関わりのなかった医師を執筆指導医（共著者）として執筆チームを組むということも可能です。取り組む症例が報告に値するのか，伝えるメッセージは何か，どのように論文の構成を作っていくのか，執筆指導医には直接的な執筆作業の舵取りが求められます。投稿ジャーナルによって執筆者数の上限が決まっていることが多いため，コアとなる執筆チームを決め，各執筆者がどのような役割で執筆作業に関わっていくのか，執筆に取り組む前に見通しを立てます。執筆指導医は，これまでの報告の文献レビューを仔細に行い，症例からの学びを大局から言語化できることが理想的です。

　ただし，これらの役割を1人の共著者（執筆指導医）に求める必要はありません。執筆チームの中に，少なくとも1人は執筆経験者が入っていると作業を進めやすいでしょう。

著者基準（Authorship criteria）とどう擦り合わせるのか

　症例に関わった医師が可能な限り著者として加わってもらえるのか，コアとなる執筆チームの他に誰が共同著者になり得るのか，Authorship には厳密な基準があることをあらかじめ確認しておくことが大切です。例えば，以下のような理由だけでは著者には当てはまりません。

> 「自分が診断した症例だ」
> 「患者の治療に関わった担当チームの1人だ」
> 「治療に携わった専門医・指導医だった」
> 「症例の画像を読影した」
> 「確定診断に必要な検査を行った」

　繰り返しになりますが，臨床での担当医が必ずしも執筆者となるわけではなく，執筆にどれだけ貢献したかによって著者となるか（Authorship）が決まります。執筆前に，誰がどのような形で症例を発表するのか，謝辞と Authorship について基準をお互いにきちんと確認しておくことが大切です。

Authorship に関するトラブルとして考えられる例は，以下のようなものが挙げられるでしょう。

● 院内の症例検討会で発表したケースについて，病棟の担当医であった研修医が論文化を希望しました。原疾患との関連がない内容であったことから，外来主治医には執筆終了後，ジャーナルへ投稿する段階で周知したところ，外来主治医から著者に加えてほしいと要望がありました。

この例は，執筆前の段階で，関係し得る人たちとのコミュニケーションが重要であることが再認識できる例です。現場の担当医の思いに配慮しつつ，執筆における貢献度を正しく判断し，著者基準（Authorship criteria）をきちんと遵守することが並行して求められます。

また，論文化が比較的多いと思われる診断困難症例に関してよくあるのは，次のような事例でしょう。

● 院内や民間の検査業者では行えない，確定診断に必要な検査を，院外の大学や研究所に依頼しました。ところが依頼先からは，検査を行う前提条件として共著者として明記することを求められました。

こちらは，著者基準（Authorship criteria）について，公平な視点で協力者に理解を求めることの大切さを認識する例と言えます。

臨床の医師としては通常，確定診断がつく前には論文執筆など念頭に置かず，目の前の患者のことだけを考えて，院外機関に検査依頼を行っていることがほとんどでしょう。したがって，こうした事例に遭遇すると，率直に言ってあまり良い気持ちにはならないものです。それでも公平な視点から，要望に対して著者基準（Authorship criteria）に沿ったコミュニケーションを取る必要があります。

別の研究論文に関する事例を挙げます。

● 若手医師が院外の勉強会で執筆途中の論文について発表し，他院の医師から専門的なポイントについて意見されました。その内容について採用はしませんでしたが，その後，論文化し運よくインパクト・ファクターの高い雑誌にアクセプトされたところ，意見を述べた医師から自分の名前が執筆者に入っていな

いことについて異議を唱えられました。

　症例報告ではこのような事例は稀かもしれませんが，執筆投稿前の段階で，関係者ときちんとコミュニケーションを取っておくことが重要であることは，強調してもしすぎることはありません。

誰に相談すべきか

　症例報告の執筆経験に乏しい人が筆頭著者となる場合，誰に相談したらよいのか，症例報告に関する執筆経験が豊富で，方向性をきちんと示してくれる上級医は誰なのかを見極めるのは困難かもしれません。上級医から「症例報告に値するので執筆したらいい」とアドバイスをもらっても，本当にこの言葉だけで論文化できるか分かりません。学術論文を多数執筆されている指導医が身近にいても，症例報告に関して相談するのが適切かどうかは分かりません。

　身近にいる指導医のうち，適任なのは誰か，同僚や先輩に尋ねておく，積極的に症例報告を行っている指導医を PubMed などで確認しておくなども，チームを構成していく上で重要な準備となります。過去数年で症例報告を複数経験している医師が近くにいれば，専門分野がたとえ異なったとしても，候補となり得る指導医は誰なのか相談してみるのもよいかもしれません。執筆過程では定期的なコミュニケーションが重要となるため，連絡の取りやすい指導医との共同作業が望ましいでしょう。

臨床経験は豊富だが執筆経験の少ない指導医との共同執筆は難しいか

　臨床経験は豊富だが，執筆経験の少ない指導医が執筆チームに加わることは，珍しいことではありません。専門領域に関わる内容では，その分野に精通していない人だけで執筆チームを作ると，何が報告に値するのかを正確に理解できないまま作業を進める危険性があるからです。もちろん先行文献を読めば一般的な内容は理解できますが，特に症例に関する新規性を問う場合，専門家なしの作業では問題が生じます。したがって，例えば内科医である筆者（金城）が非専門領域に関する知見を報告する場合に，臨床上の感覚的に重要なもの，本当に伝えたいものを拾い上げるには，当該領域の専門医のアドバイスが必要となります。こうした診療科を超えたコラボレーションを行う中で，臨床経験が豊富なものの，執筆経験が少ない指導医との共同作業はよくあることで

す。こうしたチーム構成は執筆を難しくするのでしょうか。

　ひとつ理解しておきたいのは，執筆チームにおいて，1人の指導医に全ての役割を求める必要はないということです。もしあなたが臨床経験の豊富な指導医ならば，臨床的に重要な事項をアドバイスし，関連する文献を紹介するなどの形で，より報告内容を洗練することに貢献できるでしょう。仮にこれまで執筆経験がなかったとしても，執筆チームの一員として，1つ1つの症例を通じて執筆の経験値を上げていくことは，大局的には生涯学習の一過程ともなります。執筆チームの中で役割を分担し，臨床経験のポイントを言語化していくことは，仮に今後症例報告の執筆にさほど関わることがないとしても，貴重な学びの機会になるはずです。

　また，もしあなたが既に執筆経験があり，執筆を主導していく立場にあるのならば，自分の非専門領域における専門家にチームに加わってもらうことで，これまで考えなかった視点に気付かされることでしょう。症例報告執筆の過程での議論それ自体が，非専門領域のさらなる理解へと結びつき，それは結果として日々の診療をより良くすることにつながるはずです。繰り返しになりますが，大切なことはチームでうまく役割分担し，より臨床に寄与する，洗練された報告をまとめ上げることです。臨床経験が豊富な医師をチームに加えることは，この目的の達成に大きく貢献することでしょう。

同じ症例について報告希望者が複数いる場合，どのように執筆チームを作るべきか

　筆頭著者には通常1名しかなれない[注3]ので，取り組む前に話し合いが必須です。共同筆頭著者として選択肢があればよいですが，そうでない場合には，誰がどのような内容で執筆をしていくのか，あらかじめ十分に確認と相談を行ってから開始しましょう。また，同じ症例について複数の領域の専門家が携わった場合，別々の執筆者のチームが各々の見地から症例報告を希望する場合

注3　ジャーナルによっては，同程度の貢献（Equal contribution）を行ったとして，複数人の筆頭著者を認めている場合もあります。ただしこの場合でも，2名程度が限度であり，何名もが筆頭著者になることは通常できません。このあたりはジャーナルによって基準が異なるので，確認が必要です。

もあります。同一の症例を報告することは通常行ってはなりません[注4]ので，通常は症例の診断治療に中心となって関わった人が，優先して執筆を受け持ちます。話し合いの結果，自分のチームが執筆することになった場合は，報告までの時間がかかりすぎないよう，また症例を譲ってもらった先生方にも失礼にならないよう，速やかに執筆作業に取りかかりましょう。逆に，自分以外に執筆を希望している人が，その症例により深い関わりがあった場合には執筆を譲ることもあり得ます。その点についても，作業を開始する前にお互いきちんと確認しておきましょう。

共同執筆者

　共同執筆にあたって大切なことは，次の2点です。

①表現や進捗について，手取り足取り仔細に指導すること
②大局観を持って，全体の方向性を統括すること

　このどちらが欠けても，多忙な臨床業務の合間を縫って論文執筆を進めることは困難です。また，指導医の臨床業務の多忙さを考えるとき，通常はこれら2点を分担することが効果的な場合が少なくないようです。例えば，以下のように2名の指導医（A，B）で役割分担するのは一案です。

（指導医A）：執筆経験があり，チームの進捗を把握する医師
　　　　　　（文献レビューなどを仔細に指導できる医師）

　指導医Aとしてチームに加わる場合，自分たちが執筆する論文の内容についてどのような視点がTeaching pointになるのか，これまでの報告を確認しておくことが必須要件です。文献レビューの方法は4章　ステップ4（154頁），ステップ5（160頁）を参照してください。指導医Aの主な役割として

注4　同一症例を別のジャーナルに投稿することは「二重投稿」と呼ばれ，厳しく対処されます。ただし，例えば既に報告している症例を含めて，新たに症例集積研究（Case series）を投稿する場合，あるいは症例の概略のみ掲載された会議録（Conference proceeding）に近い掲載を，Clinical Problem-Solving形式の臨床推論にして別途投稿する場合など，あらかじめジャーナル側と連絡を取り，ジャーナル側が掲載を許可したときは，これが可能なこともあります。

は，以下が挙げられます。

- 文献レビューを手伝う
- 採用する画像や同意書の取得について一緒に確認する

　文献レビューのみならず執筆内容の確認なども含めて，筆頭著者と年次が近いほうがコミュニケーションを取りやすく，執筆作業をより進めやすくなることがあります。ですので，執筆経験のある若手または中堅医師に共同執筆者になってもらえそうな方がいれば理想です。

　次に述べる共同執筆者〔指導医 B または最終著者（Last author）〕との分担をはっきりとさせる必要は必ずしもありませんが，できるだけコメントをつけて早く返事をするなど，筆頭著者と共に悩み，考えながら執筆をバックアップできるような姿勢で取り組んでもらうことが望ましいでしょう。

共同執筆者（指導医 B）： 臨床経験の豊富な指導医（大局から学びを指導できる医師）

　先に述べたふたつの指導ポイントのうち，後者を担うのがいわゆる最終著者になる指導医で，筆頭著者を全面的にサポートします。他の共著者を一緒に選び，症例のディスカッション部分を中心に添削して，論文の方向性を大きく決めていく役割を担います。最終著者がチェック・指導すべき点を列記します。

- 同意書の取得はできているか
- 画像の選択は適切か
- Teaching point は何か
- 文献レビューの内容は正確になされているか
- 原稿の内容，文章の流れは適切か，分かりやすく書かれているか
- どのように原稿を提出するか，具体的な手順を示す
- 投稿先について指導を行う。特に，再投稿を繰り返す場合，近年問題となっているハゲタカジャーナルに投稿しないよう細心の注意を払う
- 締め切りを守る
- 筆頭著者が責任著者（Corresponding author）であれば，レビュー後

のレスポンスを手助けする。または自身が責任著者になる

　臨床経験が豊富な指導医が，執筆において大局面から果たす役割は大きいものです。*Cleveland Clinic Journal of Medicine* 2021 年 3 月号の Editorial で，編集長の Brian Mandell が取り上げている点です[1]。なぜ私たちはよくある症状の中から稀な診断を考えつくのでしょうか。「よくある症状に基づいて頻度の高い疾患を探して懸命に評価するが見つからない」，または「頻度の高い疾患と経過が異なる，あるいは何かが違うという臨床的な勘による」のかもしれません。これは臨床経験をある程度積んだ上で分かってくることが多い故，上級医が大局から学び得るポイントは何か，読者にとって追体験できるような症例を選ぶことを示しています。

　投稿に際しては，経験の少ない医師が筆頭著者の場合，具体的な投稿手順まで示せるとよいでしょう。投稿要件を細かに確認したり，コメント付きファイルをアップロードしたりするなど，投稿に関して細心の注意を払うことは，初学者には概して難しいものです。一度指導しておけば，次からは彼らも自力でできるようになります。なお，十分な査読を行わない，ハゲタカジャーナルが近年問題となっています。こうしたジャーナルに投稿しないよう指導することも大切です[注5]。

　大局面から指導する際によく疑問として挙げられるのは，執筆チームのモチベーションをどのように維持し続けるか，そしてどのように効果的にフィードバックするかです。これらについて，以下で考えてみましょう。

◉───── **どうやって執筆チームのモチベーションを維持するか**

　互いに共有できる執筆の目標をまずは言語化してみましょう。症例の学びを深める，他の医師が類似症例に出合ったときに役立つなど，どんな側面からでもよいと思います。執筆チームの目標が共有できていれば，論文という作品を

注5　いわゆるハゲタカジャーナルを見極めるには慎重な判断が求められます。近年，主要な出版社が中心となり「Think. Check. Submit.」というサイトを立ち上げました（https://thinkchecksubmit.org/）。ここでは，過去にそのジャーナルの文献を読んだことがあるか，そのジャーナルは最新の文献を掲載しているか，査読の手順は明確か，業界団体などに参加している出版社か，などのチェックリストを提示しています（日本語訳もウェブサイトに掲載されています）。こうしたツールを使うことで，ハゲタカジャーナルへの掲載リスクを下げることができるでしょう。

仕上げていく上で大きなモチベーションを生み出します。執筆に取り組む前に，目標とするジャーナル（Target journal）を決め，何をいつまでにどこまで仕上げるのか，現実的なタイムラインを決めておきましょう。声をかけ合って作品を作っていくチームであることを互いに意識できれば，さまざまなハードルも乗り越えていくことができます。

◉───── どのようにフィードバックするか

　指導医 B は執筆チームの舵取りを行うリーダーとしての役割を担います。まず，レビュー文献を早い段階で確認し，この論文での新規性はなにか，臨床医にとってどのような点が学びになるのかを確認します。これまでの章でも見てきたように，症例のストーリーの流れと，メッセージをきちんと伝えるためにはどのようなポイントに気を付けて書くのかをあらかじめ話し合っておきます。その上で，どのようなアウトラインで症例を書いていくのか執筆チームで前もって相談しておきます。それらを 1 つ 1 つ確認していく作業が指導医に求められます。プレゼンテーションでいきなりスライドから作り始めないのと同じように，執筆においてもまずはアウトラインと方向性を確認するよう心がけましょう。筆頭著者にまずは症例提示部分を書いてもらい，加筆・訂正をしたら速やかに戻します。理想的には何度か修正・追記をしてもらう箇所を示し，再確認をして戻す，というキャッチボールができるとよいでしょう。ただし実際には，臨床の合間に執筆をする時間的制約から，症例の骨格を一気に書き上げてもらい，添削して戻すことが多いかもしれません。タイムラインに沿って仕上げていくには，指導医側が適切な判断を下す必要がありますが，キャッチボールが途切れないようにコミュニケーションを取り合える関係が何より大切です。

　一般にはディスカッションのほうが症例提示よりも執筆が難しいものです。したがって，症例部分を書き終えたあたりで，ディスカッションの指導に入るとよいかもしれません。ディスカッションでは教訓や背景知識が論理的に提示されているか，引用文献は適切かなどの視点からフィードバックを行います。初学者のうちは背景知識を適切な文献に基づいて提示しているかなど，基本的な事項から指導が必要になるかと思います。一方，慣れてきた執筆者であれば，教科書的な記述は行えるようになっているでしょうから，いかに一般的な

知識と目の前の症例を合致させてバランスを取るか，といった視点からの指導が求められるでしょう。

　初めて執筆する場合，執筆する側としては，指導医にほぼ全て書き直されて，ショックを受けることが少なからずあるでしょう。指導医は初学者のこうした感情を汲み取り，執筆者が指導医に全てを丸投げしてしまわないよう配慮することも大切です。執筆経験を積み重ねるごとに書き方のコツが少しずつ紐解かれていくものです。指導医自身が執筆を始めた頃のエピソードなどを交えて，執筆者の成長を応援したいものです。

　執筆意欲のある初学者とのキャッチボールは，臨床現場で研修医の成長を見守り，応援しながら一緒に学ぶのと同じです。執筆経験を通じてその症例から最大限に学びを得られるよう配慮し，フィードバックの過程で執筆の楽しさを共有し伝えることも指導医の大切な役割です。筆頭著者と作る執筆チームは，症例を通じて共に学び，喜びを共有できる貴重な場となるでしょう。

目標を設定する

　論文投稿には時間がかかるものです。執筆や推敲に費やす時間はもちろんのこと，投稿してもすぐに Accept されるわけではありません。Reject されて編集，再投稿していくうちに，執筆チームとしてのモチベーションが失われていくことも珍しくありません。これを防ぐには，前述の通り論文執筆の目標をチーム内であらかじめ明確にしておくことが大切です。

論文執筆の目標を明確にする（どこで投稿を打ち切るのか）

　報告論文の投稿先は届けたい読者層（Target audience）によって変わります。論文の内容がジェネラリスト向きなのか，サブスペシャルティにかかわるのかで，投稿ジャーナルを選ぶ必要があります。例として，症例報告を掲載する主要なジャーナルの一部を示します（表1）。字数，全体の構成はジャーナルによって異なるため，投稿雑誌をある程度選別しておく必要があります。

| 表1 | 症例報告を掲載する主要なジャーナルの例

総合専門誌	症例報告の専門誌
The New England Journal of Medicine (91) Journal of the American Medical Association (56) Mayo Clinic Proceeding (7) European Journal of Internal Medicine (4) QJM (3) Medicine (Baltimore) (2)	American Journal of Case Reports BMJ Case Reports

カッコ内の数字はインパクト・ファクター。数字なしはインパクト・ファクターのないジャーナル。総合専門誌について
はインパクト・ファクターの高い順に，症例報告専門誌についてはアルファベット順に掲載している。

　例えば，ある専門的な疾患の稀なプレゼンテーションや，想定していなかっ
た治療の副作用などを報告するのであれば，サブスペシャルティを対象とする
ジャーナルのほうが適切かもしれません。

　報告論文の読者層を考える際は，以下の点を念頭に置きましょう。

- Take-home message は何か。日常診療にどのように活かせるのか
- その症例に関する診療を行うのは誰か（例えば，プライマリ・ケア医，救
  急医，外科医，サブスペシャルティ領域の医師）

　症例報告に多大な時間をかけてやっと投稿した後，ジャーナルのレビューが9
か月以上経ってから Reject の報告が来ることもあります。時間が空きすぎると執
筆内容の記憶が薄れてしまい，再度投稿する労力と気力を維持するのは大変です。

　Reject されたら，いつまで投稿を続けるのがよいのでしょうか。決まった
基準はありません。自分たちにとって報告すべき貴重な症例であると考えてい
たものの，Take-home message をあらためて検討すると，その汎用性の観
点から投稿を続けることが困難と判断する場合もあります。投稿前の段階で，
チームとしてどのジャーナルを最終投稿先とするのか（つまり，どこで打ち切
るのか）を考えておくとよいでしょう。

　なお，初投稿で Reject だった場合でも，時間を空けてあらためて新たな視
点を書き加えて投稿し直す，あるいは症例報告のスタイルを大幅に変更し，画
像として投稿するなど方針を変えてみるといった方法もあります。Reject の
際の査読者コメントがヒントになって，思わぬ形で別のジャーナルに投稿でき

ることもあるでしょう。投稿前に定めた最終投稿先をこうした変化に合わせて
柔軟に変更していくことも大切です。

投稿先候補を 3 つに分類する

投稿のゴールを決める際に有用なのが，投稿先候補を大きく 3 つに分類し
ておくことです。具体的には，以下のように分類します。

1. Dream：可能性は高くないが，掲載されれば理想的なジャーナル（*NEJM*
   や *JAMA* など）
2. Possible：掲載を目指したい，中堅程度のジャーナル
3. Likely：確実に掲載が見込めるジャーナル

このように分類することで，再投稿を繰り返す中，どのタイミングで目標を
現実的なものに変更していくかを考えられるようになります。通常はインパク
ト・ファクターの高い順に 3 つに分類することが最も簡単かつ有効です。

投稿要件を大まかに確認し，まとめておく

投稿先候補の分類が終わったら，投稿要件も含めて一度表にまとめておきま
しょう。ジャーナル名，インパクト・ファクター，投稿先セクション，語数制
限（症例およびディスカッション），表記に関する注意点，必要書類（特にカ
バーレター）に関する要件，編集部からの注意点などを一覧表としてまとめま
す。あらかじめこうした点をまとめておく（表 2）ことで，再投稿の作業が大
幅に軽減されます。

執筆に当たっての注意点

執筆者として論文に取り組むとき，陥りやすいピットフォールには何がある

| 表2 | 投稿要件まとめの一例

分類	ジャーナル	IF	セクション	注意	語数	図表	文献	著者
Dream	JAMA	56	Clinical Challenge	"What Would You Do Next?" with 4 single-phrase options	250+600	1–2	10	3
Dream	JAMA Int Med	22	Teachable Moment	1st author must be a trainee	800	NA	5	3
Possible	Emerg Infect Dis	6	Research Letter	1st author biographical sketch required	800	1+1	10	NA
Possible	Am J Med	5	Diagnostic Dilemma	Presentation+ Assessment+ Diagnosis+ Management	1,500 (incl. ref)	4	NA	NA
Likely	AJTMH	2	Case Reports	Novel info about a tropical medicine problem	1,500	NA	NA	NA
Likely	Int Med	1	Case Report	NA	NA	NA	NA	NA

AJTMH： American Journal of Tropical Medicine and Hygiene
Am J Med： American Journal of Medicine
Emerg Infect Dis：Emerging Infectious Diseases
Int Med： Internal Medicine
JAMA Int Med： JAMA Internal Medicine
IF： Impact factor

でしょうか。何に気を付ければ，効率的に論文執筆に取り組めるでしょうか。初学者として論文を執筆する立場になったとき，ここで紹介するいくつかの点に気を付けることで，より効果的な指導を受けつつ，論文執筆を行うことができるはずです。

報告・連絡・相談を密に行う

　これまでも触れてきた通り，執筆チームが互いに密に連絡を取り合える関係であることは，症例報告を最後まで完成させていくための重要なポイントです。せっかく執筆を始めても，チーム間の連絡が途絶えてしまうと，簡単に頓挫してしまいます。

　具体的な方法は，大まかな執筆の締め切り・予定を執筆チームで事前に確認

しておくことです。症例部分の執筆をこの時期までに，ディスカッションはその後のこの時期あたりまでに，と作業を細分化して締め切りを作っておきます。とはいえ臨床業務が優先ですので，計画した通りに執筆が進むとは限りません。例えば，研修医が筆頭著者として取り組むとき，日常の臨床業務に加えて院内カンファレンスでの発表など，執筆以外に時間を割かれる業務が次々に入ってきます。指導医にとっても同様に，多数の業務をこなしながら執筆作業を続けるのは，簡単なことではありません。執筆チームのメンバーは，互いに進み具合を確認していけるよう，報告や連絡を忘れずに行いましょう。理想的には週１回，少なくとも２週に１回程度は，口頭でもよいので各自の進捗を報告することを，ひとつの目安として考えるとよいかもしれません。計画通り作業が進まず途中でキャッチボールが途絶えそうになっても，またタイムラインを組み直せばいいのです。ただ，頑張って準備している最中に，投稿しようとしていたジャーナルに類似の症例が掲載されてしまってチャンスを逃したり，時間をかけすぎて執筆していた内容を忘れてしまったりするので，できる限り間延びしない時間軸の中で約束を遵守できるよう，欠かさず連絡を行います。

毎日１分でも執筆する

　症例執筆に取りかかり，時間をかけてストーリーを考え，途中まで練り上げていたとしても，他の業務や優先事項が入り込んで執筆の時間が取れなくなることは，臨床医なら日常茶飯事でしょう。思考がまとまりかけてさらに内容を詰めていこうという流れができているときに，数週間，数か月も執筆作業が滞れば，健忘が押し寄せて努力も水の泡となってしまいます。私自身，執筆中にしばらく時間を空けてしまい，作業のやり直しに多くの時間をあらためて費やしたという経験があります。時間をかけた準備が，簡単に頓挫してしまうのはあまりにももったいないので，この点は自戒の念も込めて，強調しておきたいポイントです。

　４章で述べる通り，作業の細分化を行い，平日は毎日１分でも執筆する，または１日１文だけでも書くというスタンスで，執筆作業における思考の流れを止めないことが必要です。自分が決めたことをどうやって実行していくかの方法論を説くさまざまな著書がありますので，ここでは割愛します。

疑問は具体的な形で提示する

　一般的に，具体的な疑問に対しては具体的な回答が可能ですが，曖昧な疑問には曖昧な回答しかできないものです。執筆者として指導医に疑問を提示するときは，必ず具体的な形まで落とし込むよう心がけましょう。例えば「どんな文献を引用すればよいのか」という疑問をその場で解決するのは困難ですが，「この文献をここで引用したがどう思うか」という形まで落とし込めていれば，具体的な指導を受けることができます。症例報告を執筆する過程には，患者の診療にアカデミックな知見を加えていく，批判的思考力を養う，など教育的な意義が非常に大きな作業です。あらゆる側面が自身の学びにつながる意義があると理解し，まずは自力で解決策を考え，その適否を指導医からフィードバックを受けるサイクルを確立したいものです。

常に臨床医としての業務を最優先する

　執筆作業に夢中になるあまり臨床医としての業務が疎かになっては本末転倒です。病棟業務や回診の合間に少しでも論文に目を通しておこうと机に向かって考えがまとまりかけているときに，PHS が鳴って作業が中断してしまうことは，臨床に携わる者の日常では当たり前のことです。業務の合間に頭を切り替えて執筆に臨む姿勢は素晴らしいことですが，どんな場合においても臨床業務が優先されることは言うまでもありません。

指導上の注意点

　さて，ここで少し視点を変えて，指導医の役割についてもう少し具体的に考えてみましょう。このセクションでは研修医が執筆者であると想定し，指導医がどう研修医にアプローチしていくかを検討します（図 1）。

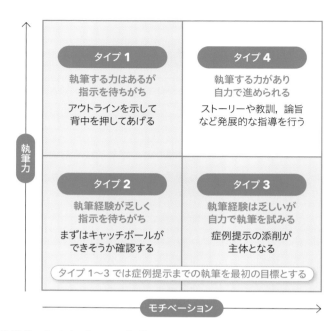

| 図1 | 執筆者のタイプに合わせて指導を行う

執筆者はその執筆力とモチベーションにより，大きく4タイプに分類できる。このうち，執筆力とモチベーションを兼ね備えた執筆者 (タイプ4) では，ストーリーや教訓など，発展的な内容の指導が主体となるだろう。それ以外の執筆者 (タイプ1〜3) の場合は，まず症例提示を英文で執筆することが，ひとつの指導目標となる。

タイプ別指導方法①
執筆する力はあるが指示を待ちがちな研修医

　このタイプは優秀だが慎重です。上級医に対して遠慮がちな研修医に多いかもしれません。そのような研修医は自分が率先して執筆に踏み込んでいくのをためらう傾向があるため，指導医が音頭をどんどん取ってアウトラインを示し，背中を押してあげることが必要です。執筆チームで相談したアウトラインに従ってまずは書いてみることを勧めましょう。

タイプ別指導方法②
執筆経験が乏しく指示を待ちがちな研修医

　初めての執筆では，何をどう書いていいのかさっぱり分からないと，研修医の誰しもが途方に暮れるでしょう。すると，どうしても指示を待ちがちになります。そこで指導医はまず，症例の部分を書かせてみながら，研修医と論文執筆のキャッチボールができそうかを指導医が見ていきます。キャッチボールができなくなってくると執筆が滞り，頓挫してしまうことが危惧されるので，その点をあらかじめ互いに確認しておきましょう。

タイプ別指導方法③
執筆経験が乏しいが自力で執筆を試みる研修医

　こうした研修医には，執筆はもちろん，カバーレターの書き方や投稿用ウェブサイトでの投稿方法，さらには査読者とのやりとりも含め，執筆から投稿までの過程をなるべく独立して行えるようにサポートしてみましょう。

　上記①〜③の３つのタイプの研修医の場合，いったん症例提示のみ（ディスカッションの前まで），期限を決めて取り組んでもらいます。いきなり英文での記載が難しければ，大筋の流れだけあらかじめ指導医が日本語にしておいても問題ありません。ただし，本文はとにかく英文で書いてもらうことです。細かい表現にこだわりすぎて執筆が進まない人がいますが，細部にこだわる必要がないことをあらかじめ伝えておきます。できるだけ執筆が間延びしないうちに添削して研修医に戻します。ここでは指導医自身には，ほとんど執筆しているのと等しい作業量，あるいは添削を要します。指導医は提出された内容が不十分であると感じても，苛立ったり残念がったりするのは禁物です。頑張って取り組んでくれている姿勢を尊重し激励します。執筆での原則を確認しながら（第１章，第２章参照），一緒に執筆作業の方法論を共有し，フォーマットを踏襲することに専念します。

タイプ別指導方法④
執筆する力があり自力で筆を進められる研修医

　執筆を既に経験しており，症例部分もディスカッションもどんどん書き進めることができます。論旨やストーリーについて指導医とのキャッチボールもスムーズにできます。指導医は内容の確認がメインとなります。

　指導を受ける立場であれ，指導する立場であれ，執筆チームとして共通の場を通じて学びを共有できることは素晴らしい機会です。臨床医としての使命感をもって，これからの臨床現場に役立つ可能性のある症例報告を世に送り出すことができれば，最高の執筆チームと言えるでしょう。

　本章では，効果的な執筆チームを構築し，チームとして臨床業務の合間に執筆を進めていく方法論を紹介しました。最後に，本章で紹介した要点をまとめます。論文の執筆から掲載までの道のりは長いものです。ちょうど臨床現場でチームとして医療に取り組むように，執筆にもチームで向き合い，効果的に執筆を進めていきたいものです。

効果的な執筆チーム構成のためのチェックボックス

1. 執筆チームを構成した

☐ **筆頭著者を定めた**

 ☐ 筆頭著者の役割（同意書や画像の取得，文献検索，執筆，投稿）を確認した
 ☐ 著者基準（Authorship criteria）を確認し，報告希望者間ですり合わせを行った

☐ **指導に関する 2 つの要点を確認し，それを指導できる指導医を定めた**

 ☐ 表現や進捗を仔細に指導する役割の指導医（文献レビュー，英文添削）を定めた
 ☐ 大局面から指導できる指導医（内容や投稿先の方向性）を定めた

2. 投稿の目標を設定した

☐ **執筆前に投稿先目標を設定した**

 ☐ 投稿の方向性，どこで打ち切るかをあらかじめ定めた

☐ **投稿先候補を 3 つに分類した**

 ☐ 可能性は高くないが，掲載されれば理想的なジャーナルを同定した
 ☐ 掲載を目指したい，中堅程度のジャーナルを同定した
 ☐ 確実に掲載が見込めるジャーナルを同定した

☐ **投稿要件を大まかに確認し，表にまとめた**

 ☐ 投稿先セクション，IF，語数制限，表記，必要書類などをまとめた

3.（執筆者）執筆に関する注意点を確認し，実践した

☐ **報告・連絡・相談を密に行うことの重要性を理解し，実践した**

 ☐ 時間をかけすぎると投稿にこぎつけにくくなることを理解した
 ☐ 最低でも 2 週に 1 回程度，できれば毎週報告するサイクルを確立した

☐ **毎日 1 分でも執筆できるようスケジュールを組んだ**

☐ **疑問を具体的な形で指導医に提示するよう取り組んだ**

 ☐ まず自力で解決策を考え，その上で疑問を指導医に投げかけるよう取り組んだ

☐ **常に臨床医としての業務を最優先にしつつ，執筆に取り組んだ**

4.（指導者）指導に関する注意点を確認し，実践した

☐ **執筆者の主なタイプと指導方法を理解し，実践した**

 ☐ 執筆経験あり × 指示は待ちがち → アウトラインを示す
 ☐ 執筆経験なし × 指示も待ちがち → 報告・連絡・相談を継続することをまず目標にする
 ☐ 執筆経験なし × 自力で取り組む → 投稿までを自力でできるようサポートする
 ☐ 執筆経験あり × 自力で取り組む → 論旨やストーリーなど発展的な内容を指導する

文献
1) Mandell BF：Awareness can prompt the search for clinical zebras. Cleve Clin J Med. 88 (3)：133-134, 2021. ［PMID：33648961］

論文執筆を戦略的に行う

　本書ではこれまで，症例報告を書く意義として，教訓を広く共有し臨床医学の発展に寄与することを指摘してきました。その一方で，症例報告や症例集積研究は，率直に言って学術文献としては複雑な立場にあることも事実です。なぜなら症例報告や症例集積研究は，学術文献として引用されることは決して多くなく，また研究業績としても，他の学術論文とは分けて記載することが通常だからです。好むと好まざるとあれ，このことは現実として受け止める必要があります。

　したがって，研修医や専攻医，あるいは若手指導医として症例報告執筆に携わったとしても，今後それを継続するかは，その時点でのキャリアにおいて目指すゴールに応じて，適宜繰り返していくべきだと私は思います。例えば臨床研究に従事し，数多く引用される学術論文を執筆したいと希望するのであれば，症例報告の執筆だけに尽力すべきではないでしょうし，いわゆるデータベース研究などに，早くから軸足を移動していくほうが通常は望ましいでしょう。一方で，臨床医として現場に根差し続け，そこから臨床医学の発展に貢献したいと願うのであれば，症例報告や症例集積研究を執筆し続けることは，その理想を実現するための，またとない機会となることでしょう。

　なぜ論文を執筆するのか——この問いに対する正解はありません。大切なことは，自らが描くキャリアの短期的／長期的ゴールにおいて，目の前の論文執筆がどう位置付けられるかを考え続けることだと思います。そして自らのキャリアにおける理想と，社会に対する貢献が可能な限り一致する形で，限られた時間を有効に活用することだと私は考えます。

　ゴールを設定し，そこに向けて邁進しつつも，そのような自身の活動を鳥瞰図のように見据える。このことは，「適応型リーダーシップ（Adaptive leadership）」の提唱者で，自らも医師である Ronald Heifetz が，ダンスフロアとバルコニーの例えで述べたことに他なりません[1]。ちょうどダンスフロアで社交ダンスに興ずるダンサーと同じく，文献の執筆中は，私たちはそれしか見えな

---

1) Heifetz R, et al：The Practice of Adaptive Leadership. pp.7-8, Harvard Business Review Press, Boston, 2009.

くなりがちです。もちろんそのように熱中し，目の前のことに集中するのは大切なことです。ですが，集中する時間を確保しつつも，折に触れてバルコニーに上がるかのように，自らのキャリア構築や社会への貢献度を俯瞰して見つめることで，行動指針が得られるものなのだと思います。そしてそれぞれのオプションのメリット／デメリットを十分に比較検討して決断を下すことで，私たちはキャリアのゴールに向けて邁進できるのだと思います。

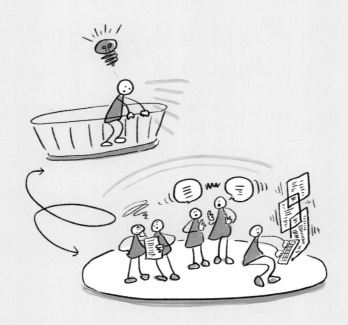

第 4 章

ディスカッションを
組み立てる

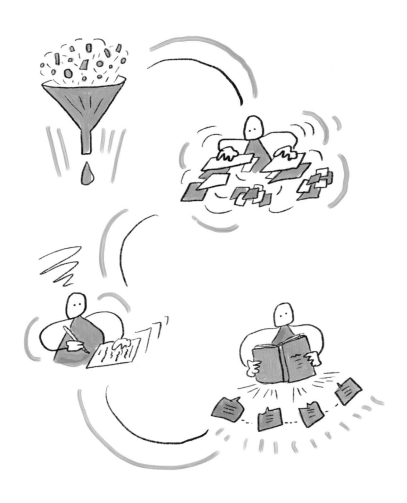

つねに，そしてできることならあらゆる場合において，
自分の思念に物理学，倫理学，論理学の原理を適用してみること。[1]

マルクス・アウレーリウス
Marcus Aurelius
第 16 代ローマ皇帝

　ディスカッションは，症例の学びを伝える上で最も肝となる部分です。論文採択の可否はこの部分で決まるといっても過言ではありません。ここでは第 1 章で紹介した，症例からの学びの抽出を行った後，実際に文章を組み立てていきます。ディスカッションをいきなり書き始めるのではなく，症例から一般化した学びが抽出できているかを確認しましょう。教訓は症状と診断，治療，病態生理などのカテゴリーに分けて考えた具体的なメッセージになっているでしょうか。現場で使える，読者にとって分かりやすい，すぐ認識できる具体的な教訓に変換されているでしょうか。症例から学びを抽出した後，その教訓をどのようにディスカッションに落とし込んでいくかを考えていきます。

　具体的には，実際に掲載までたどり着いた文献の事例[2, 3]を活用しながら，以下の点を中心にまとめていきます。

- 症例の学びを抽出する（第 1 章の復習）
- ディスカッションの論理構成，段落構成，その構築方法を理解する
- ステップ 1　ディスカッションの 4 つの構成要素を考える
- ステップ 2　段落構成を考えて，構成要素の内容を振り分ける
- ステップ 3　執筆を行う
- ステップ 4　論拠となる文献の研究デザインを同定し，文献を検索する
- ステップ 5　論拠となる文献を，批判的吟味を行った上で引用する
- ステップ 6　全体を見直して推敲する

症例の学びを抽出する
（第 1 章の復習）

　まず，第 1 章で紹介した〈症例の学びを抽出〉を行い，その上でディスカッションにつなげていく過程を具体的な症例を通して見ていきましょう。

　症例報告に適した学びの特性は，

- 臨床情報自体の学び（疾患に特異的な病歴・所見に関する情報）
- 臨床情報の解釈に関する学び

ということでした。1つ1つの臨床情報は必ずしも診断に寄与しないかもしれませんが，病歴など情報が追加され，複数の所見が組み合わさり，鑑別が絞られて確定診断に至るわけです。言い換えれば，一見あまり重要に見えない臨床情報であったとしても，その組み合わせは大きな意味を持ち得ることになります。

症例1 ペラグラ (*JAMA*. 2021 [PMID：33724306])

まず紹介するのは，私たちのグループから以前 *JAMA* の「Clinical Challenge」に発表した症例[2] です。この症例は，込み入った Take-home message をどうシンプルにするかを学ぶ点で，執筆に多くの示唆を与えてくれます。

臨床経過の主な要素を抽出する

JAMA に報告したのは，高齢者のペラグラ（ナイアシン欠乏症）の症例でした。端的には，

- 高齢女性
- 数か月前からの食欲低下と，4週間の水様性下痢が持続
- 2週間前より，露光部に両側対称性に手足の表皮剥離を伴う紅斑が出現

という症例でした。すなわち，臨床経過の鍵となるのは「フレイルな高齢女性の〈慢性下痢と露光部の皮疹〉がペラグラだった」という点です。

症例の学びを抽出する（報告する価値が何かを考える）

この症例の新規性・稀少性を，一般化した学び（＝臨床で使える形）に変換してみましょう。本症例の病歴や身体所見は，それぞれが多彩な鑑別診断を生み出します（表1）。一般的にペラグラの症状は 3D[注1] などとまとめられま

注1 皮膚炎（Dermatitis），下痢（Diarrhea），認知症（Dementia）の頭文字をとって 3D と呼ばれます。

| 表1 | 本症例の病歴，身体所見から考えられる鑑別診断 |

病歴：高齢者の低栄養＋慢性下痢
感染症：腸結核，糞線虫症[注]，*C. difficile* 腸炎 悪性腫瘍：大腸癌，膵臓癌 免疫・炎症性疾患：炎症性腸疾患，薬剤性 内分泌疾患：甲状腺機能亢進症，副腎不全，カルチノイド，ミネラルビタミン不足
身体所見：露光部の皮疹
ポルフィリア，全身性エリテマトーデス（SLE），皮膚筋炎，Pemphigus，薬剤性，ペラグラ（ナイアシン欠乏），ピリドキシン欠乏

注：本症例が沖縄からの報告のため，糞線虫症は鑑別診断として考慮する必要があります。

す。教科書にも載っている内容ですが，実臨床でこの組み合わせを見いだすのは，必ずしも簡単なことではありません。したがって，本症例を報告にまとめる際は，1つ1つの症状に鑑別を考えることを学びとするよりは，こうした症状の組み合わせが何を意味するかに気付けるかという点に，まず焦点を当てたほうがよいと見て取れます。

　本症例を報告する価値は，まさにこうした症状の組み合わせを見いだすためのヒントを提供し得るところにあります。慢性下痢だけであれば，鑑別診断は多数あります。低栄養患者の下痢なら慢性疾患（悪性腫瘍など）はすぐに浮かぶでしょう。実際の症例でも，悪性腫瘍や低栄養に伴ういろいろな微量元素欠乏も含めて精査を進めていましたが，皮疹と慢性下痢とを結び付けて鑑別を行ったのは少し時間が経ってからでした。もちろん，ペラグラの報告は途上国で多く，先進国ではアルコール依存症など低栄養患者での報告もあり，必ずしも稀少疾患とは言えません。しかしながら，低栄養により起こる疾患は高齢者が罹患することはあまり意識されず，そのことが診断を困難にしていたと私たちは考えました。そしてまさにこの点が，本症例の報告価値を生み出しています。また，特に高齢者のペラグラは，中枢神経症状が認知症やせん妄と区別しづらいものです。教科書で読めばペラグラ自体の鑑別は難しくなさそうに見えますが，特に高齢者が増加している背景を持つ日本においては，それが困難になる場合があるわけです。

　ペラグラは治療すれば救命できますので，きちんと認識できるようにしておきたい疾患です。こうした臨床経過や背景因子を考えると，将来，類似した臨床場面で，ペラグラの検査や治療の必要性に気が付きそれを実行できる，とい

う教訓が理想的です。

Take-home message を構築する（パール化を行う）

　これまでの議論で，本症例を報告する価値とその目的が明らかになりました。最後に，なるべくシンプルな形で学びをまとめてみましょう。メッセージは印象深く，そしてシンプルであればあるほど記憶に残りやすいものです。

　例えば，「高齢の低栄養患者で，慢性下痢に加えて露光部皮疹があれば，鑑別疾患にペラグラを考える」というメッセージはどうでしょうか。本症例の鍵となる所見を全てまとめているのは事実ですが，やや冗長な箇所があります。例えば慢性下痢患者は多くの場合低栄養状態になっており，この箇所はよりシンプルにできるでしょう。確かに高齢者のペラグラは鑑別が難しい部分がありますが，高齢者に限定的な疾患ではないため，その点も省略できそうです[注2]。最終的に私たちが提示したメッセージは，これらを割愛して

「慢性下痢と露光部皮疹を見たら，ペラグラを鑑別に考える」

としました。

症例2　褐色細胞腫
（*BMJ Case Report.* 2021［PMID：33741570］）

　もうひとつ紹介する症例は，褐色細胞腫を背景としたたこつぼ心筋症の一例[3] です[注3]。この症例からは，シンプルな教訓をどう具体化していくか，そしてそれを最後にどうパールに落とし込むかを考えることができます。

注2　もちろん先進国だけでなく途上国の読者も想定すべきですが，途上国ではペラグラは稀少疾患ではなく，既に鑑別に挙げられている可能性が高いと推定されます。これを踏まえれば，途上国の読者に対しては，あえて患者層を特定したメッセージにする必要性は限られていると言えるでしょう。したがって，Take-home message をまとめる際にはシンプルさを優先しました。

注3　本書ではこれまで，*NEJM* や *JAMA* などに掲載された事例を主に紹介してきました。ひとつ注意したいのは，これらのジャーナルとは異なり，*BMJ Case Report* はインパクト・ファクターのつかない，症例報告専門のジャーナルである点です。したがって，*BMJ Case Report* に掲載されることと，*British Medical Journal (BMJ)* それ自体に掲載されることの差異は理解しておく必要があります。とはいえ，ここで紹介する症例報告は，シンプルな教訓の具体化や，典型的な症例報告の構成を学ぶ点において意義深いものです。また，本邦から *BMJ Case Report* に掲載される症例が多いのも事実です。これらの点を考慮し，ここでは本症例報告を事例として用いています。

臨床経過の主な要素を抽出する

- 30 歳代女性
- 出産直後に心原性ショックを来し，たこつぼ心筋症と診断
- 症状改善後，数か月にわたり交感神経亢進症状を繰り返した
- 画像検査で判明した副腎腫瘤の摘出後，褐色細胞腫が背景にあるたこつぼ心筋症の診断に至った

　端的には，以上のような症例です。産褥期心原性ショックの原因がたこつぼ心筋症であると診断していったん全てが収束したように見えたが，その後褐色細胞腫を疑う症状から最終診断に至った，というものです。

症例の学びを抽出する（報告する価値が何かを考える）

　この症例の教訓は，最も端的には「褐色細胞腫は見逃し得る」になるでしょう。ですが，これだけでは実臨床に活用できるまでに具体化できていない印象があります。なぜ見逃す可能性があるのでしょうか。また，いつ見逃し得るのでしょうか。こうした点を深め，より臨床現場で生きる学びを抽出するには，既に紹介した Five Whys などを使うことが有効です。

　本症例の教訓は，例えば以下のように具体化することができます。

　　褐色細胞腫は見逃し得る
　　　　⬇Why?（なぜ見逃し得るのか）
　　褐色細胞腫は典型的症状を来さないことがあるため，見逃し得る
　　　　　⬇Why?（なぜ典型的症状を来さないと見逃し得るのか＝どのような症状が問題か）
　　褐色細胞腫は典型的症状なしに心原性ショックを初発症状とし得るため，見逃し得る
　　　　　⬇Why?（なぜ心原性ショックで褐色細胞腫の可能性に気付かないのか）
　　褐色細胞腫は典型的症状なしに心原性ショックを初発症状とし得る上に，周産期では褐色細胞腫の症状を拾い上げにくいため，見逃し得る

⬇Why?（なぜ周産期では拾い上げにくいのか）

褐色細胞腫は典型的症状なしに心原性ショックを初発症状とし得る上に，周産期では妊娠高血圧症候群の症状との類似により褐色細胞腫の症状を拾い上げにくいため，見逃し得る

　このあたりまで詰めることができれば，学びの要点が明確になってきます[注4]。Five Whys で生み出した結論はやや冗長になることが多いので，少しシンプルにすると「妊娠中の褐色細胞腫は産褥期症状と類似し，心原性ショックが初発症状になることがある」などとできるでしょう。ここまで詰められれば，症状と診断に焦点を当てた報告が，実臨床にも生きると理解できるはずです。

　ちなみに，Five Whys で具体化していく過程は，上記のように文字に起こすと長くなりがちですが，実際にはさほど時間をかけずに行えるシンプルなものです。手間を省かず丁寧に行うことで，メッセージの抽出がより効果的に行えるでしょう。

Take-home message を構築する（パール化を行う）

　ここまで考えてきた教訓を，次に臨床医が使える学び（パール）に変換していきましょう。教訓をパール化する上で最も大切なのは，記憶に残る，行動を駆り立てるメッセージにすること，つまり「シンプルである」「意外性がある」ということでした。Take-home message は，今まで考えなかったが次に類似した臨床場面に出合ったら，考え方が変わっていて検査の仕方や治療行為に影響を及ぼすであろう，というメッセージが理想的です。

　産褥期心原性ショックの鑑別はたこつぼ心筋症を含め多岐にわたります[注5]。たこつぼ心筋症の多くは一過性であり，褐色細胞腫に関して典型的な

注4　第2章にも述べましたが，厳密に5回 Why? を繰り返す必要は必ずしもありません。5回程度繰り返すと，通常はある程度メッセージが明確になります。逆に，あまり繰り返すと細分化されすぎて実用性に乏しくなります。5回繰り返すことそれ自体を目的とせずに，実臨床に生きそうなメッセージが出せたと思った段階で止めておくのがよいでしょう。また，Why? だけでなく So what?（だから何?）という疑問を繰り返すことも有効です。

注5　産褥期心原性ショック（急性呼吸不全と心電図異常）を来す鑑別疾患は肺塞栓，羊水塞栓症，冠動脈解離，心筋梗塞，たこつぼ心筋症などが挙げられます。

症状^{注6}がなかったのに，いきなり鑑別疾患として挙げるのは想定外だと思います。産褥期では心原性ショックの対応は緊急を要し，かつ適切な治療が行われない場合致死率も高いことから，稀であってもこの疾患を考慮しているか否かは患者の予後に直結します。ストレス性と判断されがちなたこつぼ心筋症の背景を再考するきっかけになるよう教訓を生かしたいものです。

そこで，私たちが提示した Take-home message は，

「心原性ショックは褐色細胞腫の初発症状のことがある」

でした。症状に特に焦点を当てたものですが，心原性ショックの臨床的な緊急性や重篤性を考えてのことです。実際，本症例を診療していた際，また文献が掲載された際，「心原性ショックが褐色細胞腫の初発症状だというのは怖すぎますね」といった声を研修医などから現場で得たことを考えると，彼らの印象にも深く残る，意義深い学びだったのではないかと思っています。

ディスカッションの論理構成，段落構成，その構築方法を理解する

第1章の内容を振り返りながら考えてきました。ここまでの段階で，症例からの学びの一般化が行われ（すなわち，臨床で使える形にまとめられ），症例報告における Take-home message がはっきりしていることが重要です。これは，ディスカッションの骨格をなす部分です。

ここまで完成したところで，ディスカッションの構成要素と，ディスカッションの段落構成，そしてその構成をどう作っていくかを考えてみましょう。実際に文章を書き始める前に十分に検討を重ねることで，執筆作業をより効果的に行うことができます。

注6　古典的な症状だけでも，高血圧（Hypertension），頭痛（Headache），発汗過多（Hyperhidrosis），高血糖（Hyperglycemia），代謝亢進（Hypermetabolism）の5H など，褐色細胞腫の症状は多岐にわたります。

ディスカッションの 4 つの構成要素

ディスカッションに必要な構成要素は，以下の 4 つです。

①症例の特殊性・新規性：過去の報告との関連性
②症例で何が起きたのか仮説を述べる（病態生理や鑑別疾患）
③症例から推測できること
④Take-home message

注意したいのは（後に詳述しますが），4 要素をそれぞれ 1 段落にまとめるのではなく，これらの要素がきちんとディスカッションに含まれているかを意識しながらまとめていく，ということです。ひとつずつ見てみましょう。

①症例の特殊性・新規性：過去の報告との関連性
まず大切なのは，何がこれまでに分かっていたことで，この症例からの新たな学びは何か，を述べることです。これまで報告された文献と今回の症例を比べて，どのような違いがあるのか，どのような点に新規性があるのかを説明します。

②症例で何が起きたのか仮説を述べる（病態生理や鑑別疾患）
症例報告で最も難しいのが，仮説の提起です。解剖学的，生理学的，薬理学的視点を踏まえて新たな視点を生み出し，その仮説をさらに検証し洗練させて，臨床的にどのようにそれが起こったと推察されるか述べる必要があります[注7]。何が原因でそのような結果になったのか，時間軸に沿って説明する必要もあるかもしれません。
また，臨床現場における仮説は，通常鑑別診断の形まで落とし込むことで初めて役立ちます。したがって，症状や経過から考えられる鑑別疾患についても

注 7　もちろん，症例報告だけで何が原因か断定することを行ってはいけません。それでも，可能性として考えられる仮説を提示することは，怠るべきではないでしょう。

論ずる必要があります。

③症例から導き出せる教訓（推測できること）

症例から考えられ得る，実臨床において気を付けるべき点（＝教訓）について，根拠に基づいた議論を展開します。症例報告は診断に焦点が当てられることも多いですが，ここでは必要があれば治療オプションについても議論します。

④ Take-home message

症例から推測できる教訓を，根拠に基づいて述べるだけでは読者の記憶には残りにくいものです。根拠に基づく議論を展開した上で，さらに簡潔で記憶に残るような Teaching point を述べます。

ディスカッションの段落構成

先に述べた通り，ディスカッションの4つの構成要素は，それぞれが段落を構成するわけではありません。通常ディスカッションの段落構成は，以下の順になることが多いです。

①症例の新規性やハイライト，教訓の簡単な紹介
②疾患の病態生理や疫学的背景
③臨床症状や身体所見
④診断的検査
⑤治療や予後
⑥簡潔にまとめられた Take-home message や Teaching point

端的には，教科書に書かれていそうな内容（疫学・病態，症状，検査，治療）について，それぞれひとつずつ段落を構成し，加えて教訓に特化した内容の段落を作る，と考えればよいでしょう。それぞれの段落では，実際の報告症例に関連する部分に焦点を当てます。

ここで特に注意を要するのは，1段落目の構成方法です。通常1段落目では，報告症例がどういう点でユニークなのか（新規性，重要性）を述べます。

具体的には，以下の 2 点について，特に焦点を当てて述べていきます。

①症例のハイライト：症例で際立つ特徴やユニークな点についてのみ簡単に述べます。
②症例の新規性や稀少性：症例のポイント（最終段落の Take-home message をさらに要約したもの）をアピールします。

　なお，この 2 点を述べるのは *BMJ Case Report* など，語数制限が比較的緩いジャーナルです。*JAMA* 系列の「Clinical Challenge」など，語数制限が厳しいものでは，症例のハイライトについては省略し，新規性や稀少性をまとめていきます（*JAMA* 系列の「Clinical Challenge」は，通常第 1 段落では疾患の概略解説や，クイズ形式の場合正解の解説などを行い，その上でこうした新規性に関する段落へと移行します）。

ディスカッション執筆のための 6 つのステップ

　既に述べた通り，ディスカッションの構成要素と，段落構成は一般的には異なります。それはすなわち，ディスカッションの構成要素を考えるときの整理の仕方と，実際の執筆に多少のギャップがあることを意味します。このことは，多忙な臨床業務の合間に執筆を行うことを思えば，二度手間とさえ感じるかもしれません。ですが，特に執筆に慣れないうちは，初めから段落構成を考えすぎることで，かえって十分に含めるべき内容を考えきれない場合が見受けられます。どう段落構成を行うかは後回しにして，まず内容について考えることが，こうした事態を予防することにも結びつくはずです（図 1）。

　こうしたプロセスを経つつ，執筆には以下の 6 つのステップが必要になります。

①ディスカッションの 4 つの構成要素を考える（段落構成は気にせずともよい）
②ディスカッションの 4 つの構成要素について，全体の段落構成を考えながら内容を振り分ける。各段落に含めるべき内容を箇条書きにして，段落内部の構成も検討する（この際，文献引用が必要な箇所を同定しておく）

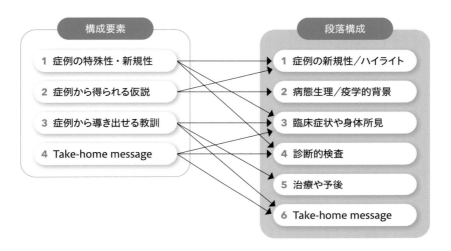

| 図1 | まず構成要素について考えて，それから段落に分ける

ディスカッションに含めるべき 4 つの構成要素をまず考えた上で，段落構成に合わせてそれらの内容を振り分けていく。それによって入れるべき要素を逃すことなく，また段落構成にも十分配慮した形で執筆を行うことができる。

③執筆を行う

④論拠となる文献の研究デザインを同定する

⑤論拠となる文献を検索し，批判的吟味を行った上で引用する

⑥全体を見直して推敲する

　この 6 つのステップについて，それぞれ先程の症例に基づいて，考えてみましょう。

ステップ 1：ディスカッションの 4 つの構成要素を考える

　既に行った学びの抽出で，ディスカッションの構成要素についてはある程度の方向性が定まっているはずです。ここではそれを 4 つに分解することで，何を確実にディスカッションに含めていくか，再度検討を行います。

症例 1　ペラグラ (*JAMA*. 2021 [PMID：33724306])

　本症例でまとめた Take-home message は，「慢性下痢と露光部皮疹を見たら，ペラグラを鑑別に考える」ということでした。ここでまず，ディスカッションを構成する 4 要素について，抽出してみましょう。

①症例の特殊性・新規性：過去の報告との関連性
　ペラグラは先進国での報告は少ない
②症例で何が起きたのか仮説を述べる（病態生理や鑑別疾患）
　ペラグラをはじめ低栄養を原因とする疾患概念は，必ずしも対象に高齢者を含んでおらず，そのことが診断を困難にしていた
③症例から導き出せる教訓
　高齢者のペラグラは，中枢神経症状が認知症やせん妄と重なって分かりにくい
④Take-home message
　慢性下痢と露光部皮疹を見たら，ペラグラを鑑別に考える

　このように整理することで，各段落に何を含めるべきかが見えてきます。例えば疫学的背景に関する段落については先進国に関連する文献を含めることが望ましいでしょう。また，臨床症状に関する段落では，一般的な症状のみならず，高齢者がいかに多彩な症状を呈するかについても文献的考察が必要になることが分かります。

症例 2　褐色細胞腫
(*BMJ Case Report*. 2021 [PMID：33741570])

　こちらの症例で最も焦点を当てたのは，「心原性ショックは褐色細胞腫の初発症状のことがある」という点でした。既に行った Five Whys なども参考にすると，ディスカッションに含めるべき要素は次のように整理できます。

①症例の特殊性・新規性：過去の報告との関連性

　褐色細胞腫による心筋症のパターンは 3 つある

②症例で何が起きたのか仮説を述べる（病態生理や鑑別疾患）

　たこつぼ心筋症が周産期心筋症と鑑別困難である

　周産期の褐色細胞腫は妊娠高血圧症候群と症状が類似し，診断が遅れる

③症例から導き出せる教訓

　他症状が関連する鑑別診断で見えにくくなり，心原性ショックが褐色細胞腫の初発症状となり得る

　こうした症例では，血圧管理に通常以上の注意を要する

④Take-home message

　心原性ショックは褐色細胞腫の初発症状のことがある

　ここまで整理できると，例えば症状の段落では妊娠高血圧症候群との対比が望ましいこと，治療の段落では血圧管理についても触れて学びの多い報告とすること，などが見て取れます。

ステップ 2：段落構成を考えて，構成要素の内容を振り分ける

　ここまでで，既にディスカッションの大きな構成要素が箇条書きにして書き出されているはずです。次に必要なのは，それぞれの大きな枠組みの要素に対応する内容を小さな学びに分解して，まずは箇条書きとして 1 つ 1 つ文章に書き起こしていくことです。最終的に箇条書きでの執筆を終えた後は，一番大きな箇条書きの枠組みが，それぞれひとつのパラグラフに対応しています。

段落構成の原則

　実際に執筆を始める前に，段落構成に関する原則を確認しておきましょう（図 2）。

　まず忘れてはならないのが，英文執筆では通常 1 段落にひとつの内容だけ

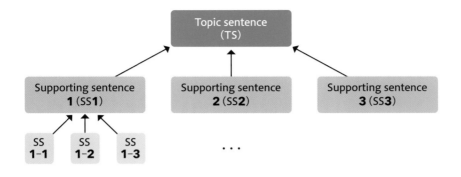

- 1段落1要素の原則を守る
- 1段落1要素に分けた内容を，さらに再分割して段落を構築する
- 各段落は Topic sentence / Supporting sentence で構成する

| 図2 | 1段落1要素の原則を守り，文章構成と段落構成を行う

執筆で大切なのは，①ひとつの段落にはひとつの要素だけを含めること，②それをさらに再分割して段落内部の構成を作っていくこと，③そして各段落は Topic sentence（全体をまとめる，一番初めに記載する文章）と，それを支持する Supporting sentence で構成すること，の3点である。

を含める，という点です。症状に関する段落，診断に関する段落など，各段落で詳述する内容はひとつに限定することが大切です。

　各段落の構成は，通常全体をまとめる Topic sentence（TS）を初めに置き，それを支持する内容（Supporting sentence：SS）を追加していきます。TSを初めに書いた後，SSを3~4つ程度執筆し，さらにそのSSを支持する内容を文献引用も含めてまとめます。

　実際にどのように執筆していくのかを，ここでも先程の2症例に基づいて考えてみましょう。もちろん投稿ジャーナルによって字数制限が異なるため，以下の全てがあらゆる症例報告に適用されるわけではありません。それでも，以下に示す事例はおおよその目安を知る手がかりにはなるでしょう。まずは2つ目のステップ，つまり段落構成を考えて構成要素を振り分ける手順から見てみます。

症例 1　ペラグラ (*JAMA*. 2021 [PMID：33724306])

　既に紹介したペラグラの症例を例にして見ていきましょう。*JAMA* の「Clinical Challenge」では，まずクイズの解説を行った後に，ディスカッションに移行します。この報告では，既に挙げた構成要素を，以下の 4 つの段落に分ける形で構成しました（図 3）。

①疾患概念
②教訓（なぜ診断に結びつきにくいのか）
③症状（特に皮疹に焦点を当てて）
④治療

第 1 段落　疾患概念

　本症例のディスカッションの第 1 段落を，私たちは下記のように構成しました。栄養素欠乏ではどのような要素がいつ欠乏しがちなのか，普段から診療に携わっていないと知識が抜け落ちてしまうものだと思います。そうしたことも考慮し，第 1 段落は欠乏の原因やメカニズムをまとめた上で，症状出現部位について最後に触れることで，次段落以降への接続を行いました。

> 1 文目（TS）：ペラグラはナイアシン欠乏によって生じる
> 　2 文目（SS1）：ナイアシンがどのような食事に含まれるのか（何の摂取不足で生じ得るのか）
> 　3 文目（SS2）：ナイアシンとは何か
> 　4 文目（SS3）：ナイアシンの吸収メカニズムは何か（他の栄養素の吸収障害との関連はあるか）
> 　5 文目（SS4）：ナイアシン欠乏で生じ得る症状の出現部位はどこか（次段落以降に接続するため，症状についても触れる）

第 2 段落　教訓

　2 段落目は，先進国でのペラグラの稀少性について，それを支持する文献と合わせてまとめることを目的としています。まず先進国でのペラグラの稀少性

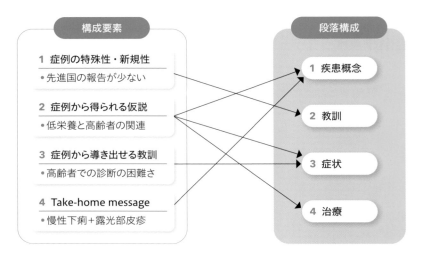

| 図3 | 構成要素から段落分けを検討する

段落の構成要素が決まったら，それらの要素を段落ごとに再度分け直す。同じ要素が複数の段落にまたがることもあり得る。

について述べた上で，最後に本症例との関連を追記しています。段落内部の構成は以下の通りに行っています。

> 1文目（TS）：ペラグラは先進国では稀
> 　2文目（SS1）：稀なので疑わないと診断できない
> 　　3文目（SS1-1）：疑うべき状況
> 　4文目（SS2）：本症例との関連

第3段落　症状

　3段落目は症状に関する内容に主眼を当てます。特に私たちが提示したいのは皮疹の重要性や，高齢者で臨床症状が診断しにくくなることです。したがって，この段落も一般的な症状のまとめを行いながらも，本症例に関連する点に着目して記述していきます。例えば，いわゆる前述の3Dと呼ばれる症状を外すことはできませんが，それぞれの掘り下げ方や提示順を調整することはできます。この段落では，まず皮膚症状について記載し，また最後に神経症状を

記載することで，読者の目に留まりやすい箇所に本症例と関連する内容が配置されるよう工夫しています。また，皮膚症状と神経症状についてはそれぞれ 2 文ずつ，文献引用も含めて提示することで，限られた語数の中でも必要な論拠を含められるようにしています。

> 1 文目（TS）：ペラグラの 3D について
>   2 文目（SS1）：皮膚症状の概略
>   3 文目（SS1-1）：皮膚症状の典型的経過と生じ得る皮疹の種類
>   4 文目（SS2）：消化器症状の概略
>   5 文目（SS3）：神経症状の概略
>   6 文目（SS3-1）：神経症状の多彩さ

第 4 段落　治療

　語数や本症例の主眼となる点を考慮し，最終段落は治療に関して短くまとめました。本段落の構成はシンプルに，次の通りとしました。

> 1 文目（TS）：ペラグラの治療概略
>   2 文目（SS1）：典型的な臨床経過

　かなり短い段落ですが，症例報告の語数制限や，報告で伝えたい教訓の内容によって，このように分量を調整することも大切な技量のひとつです。なお，*JAMA* の「Clinical Challenge」の場合はこの後に Patient outcome と呼ばれる，症例の帰結の記載を行うことになります（したがって，通常みられるまとめの段落は，ディスカッションには含めません）。

症例 2　褐色細胞腫
（*BMJ Case Report.* 2021 [PMID：33741570]）

　褐色細胞腫の症例では，語数制限なども考えつつ，症例や教訓のまとめを段落として配置する構成をとりました。また，臨床経過が複雑なこと，褐色細胞腫と心筋症の双方に関する議論が必要であることから，症状の概略と疾患の概

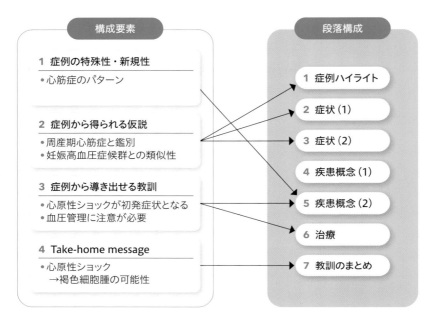

| 図4 | 構成要素から段落分けを検討する

本症例では，症状や疾患概念が複雑なため，複数の段落に分けた。

略について，それぞれ2段落ずつ執筆を行いました。具体的には，本報告では以下の7つの段落を構築しています（図4）。

①症例のハイライト
②症状の概略①
③症状の概略②　本症例の経過との関連
④疾患の概略①　褐色細胞腫の疫学と病態生理
⑤疾患の概略②　褐色細胞腫を背景とした心筋症の分類
⑥治療
⑦教訓のまとめ

　4段落目以降の構成はシンプルですので，ここでは初めの3段落までについて，詳しく見ていきたいと思います。

第1段落　症例のハイライト

　ディスカッションに症例のまとめを含めるかについては，議論の余地があるところです。既に症例提示で記載したことを再度まとめ直す必要はない，という意見もあるでしょうし，実際それはもっともなことだと思います。一方で，経過がやや複雑な場合，読者の目線からすると，読み終えてもなお，どこに焦点を当てるべきか判然としていないことも想定されます。本報告ではそうした可能性も念頭に置き，まず症例のハイライト（心原性ショックが褐色細胞腫の初発症状である）を記載し，その上で本症例において，特に注意すべき点とその論拠（産褥期心原性ショックを来した褐色細胞腫の報告は少ない）を述べました。段落内部の構成は次のように行っています。

> 　1文目（TS）：症例のハイライトと稀少性
> 　　2文目（SS1）：症例で特に注意を要する点
> 　　　3文目（SS1-1）：その根拠（報告が少ない）

第2段落　症状の概略①

　ここでの段落内部の構成は，たこつぼ心筋症の一般的な疫学的背景について触れた後，症状の多彩さや検査所見について記載し，最後に本症例に関連する形で，妊娠高血圧症候群との区別が困難なことを述べます。一般的な記載を行いつつも，症例に関連する形で各段落をまとめることが大切です。

> 　1文目（TS）：たこつぼ心筋症は中高年に多い
> 　　2文目（SS1）：症状が多彩
> 　　3文目（SS2）：妊娠高血圧症候群との鑑別

第3段落　症状の概略②

　第2段落の内容を踏まえて，ここではさらに症例から推察できることについて，踏み込んだ議論を行います。第2段落と併せてひとつの段落としてもよいですが，強調する意味も含め（また，事実と推察を分ける観点からも）別

の段落にして提示しています。段落内部の構成は次の通りです。

1 文目（TS）：鑑別とその経緯（時系列に記載）
2 文目（SS1）：繰り返す交感神経亢進と画像所見から褐色細胞腫を
疑った
3 文目（SS2）：画像および病理所見から病態生理が推察された

ステップ 3：執筆を行う

　ここまで各段落の内容を詰めることができたら，いよいよ英文での執筆を行います。既に症例提示の執筆でも簡単に述べましたが，書くべき内容に基づいて段落を構成し，それに則って執筆することで，執筆自体は 1 日数分程度で少しずつ進められるようになっているはずです。多忙な臨床の合間に執筆する観点からも，こうした工夫は常に忘れないようにしたいものです。

　執筆に当たっての注意点をあらためて考えてみましょう。さらに，執筆のどのタイミングで文献に当たるかについても少し考え，既に提示した症例報告の事例をみてみましょう。

執筆に当たっての注意点

たとえ初稿でも「コピペ」は絶対に行わない

　症例提示の執筆の項でも既に述べた通り，どんな場合でもコピー・アンド・ペースト，いわゆるコピペは絶対にしてはなりません。初めて執筆に取り組む場合に見受けられがちな，執筆に入る前の段階で（自分用のメモとして）引用文献からの表現をそのままコピペすることも避けるべきです。どんなに素晴らしい表現が用いられていても，論文の内容を引用するときに丸写しはせず，自分の表現がどんなに稚拙に見えていたとしても，必ず言い換えて引用します。コピペの癖がつかないようにすることは，特に初学者にとって最優先の注意事項のひとつです。剽窃（Plagiarism）は学術文献において厳しく処罰される

ことを，あらためて肝に銘じる必要があります。

和文での執筆は行わない（翻訳が一番難しい）

　英語での表現に苦手意識があっても，和文で執筆を行ってから英文に翻訳するのはかえって難しい作業です。和文で書いてから英語の論理構成に変更すること自体が，論旨の流れを作りにくくすることにもつながります。段落内構成を考えるまでは，日本語のキーワード羅列でも問題ありません[注8]が，ひとたび文章の執筆に入ったら，原則として英語での執筆が近道だと思います。そのためには *NEJM* などを通して英語表現を蓄積する努力をしていくしかありません。ただし多くの日本人医師にとって英語は第一言語ではないので，最終的に必要に応じて Language editor の助けを借りることは，選択肢として考えてよいと思います。

文献検索を先に行うか，執筆から先に行うか

　本書で紹介している 6 つのステップは，まず英文で執筆し（ステップ 3），その後に詳細な文献検索と批判的吟味，引用を行う（ステップ 4，5）順序としています。ただし，ステップ 3 とステップ 4，5 の順序をどうするかは，状況に応じて柔軟に対応して問題ありません。

　方法のひとつは，ここでご紹介している通り，英文執筆（ステップ 3）を先に行い，後から文献検索（ステップ 4，5）を行う形です。この方法では，まず英文で執筆しながら引用やデータが必要な箇所は伏せ字にしておき（例えば，A study from X reported an annual incidence of Y cases per Z population. などとしておく），執筆が終わった時点で文献検索に入ることになります。この方法のメリットは，英文執筆と文献検索それぞれに集中できるため，効率よく行える場合が多い点です。また，チームで執筆している場合，英文執筆と文献検索を同時に分担することも可能になります。一方デメリット

注8　本書で既に示した段落内構成の箇条書きは，書籍で説明する観点から，あえて日本語で言葉をなるべく尽くした形にして掲載しています。実際には日本語や英単語の羅列などになることも珍しくはありません。

| 表2 | 英文執筆あるいは文献検索を先に行うメリット・デメリット

	メリット	デメリット
英文執筆→ 文献検索	・英文執筆と文献検索に集中できるため， 　1日10分程度でも進捗が見込める ・チーム内で作業を分担できる	・文献の予測を見誤ると，論旨自体を大幅 　に改訂せざるを得ない ・文献検索でバイアスがかかる可能性が 　ある
文献検索→ 英文執筆	・公平な目線で文献検索を先に行える ・執筆時にすでに論拠がそろっている	・段落内構成の検討と文献検索が同時に 　進行し得るため，進捗が滞りやすい

としては，文献検索の結果によって大幅に論旨が変更となる可能性がある点，執筆したい論旨に合致する文献のみに目が行きがちになる点（バイアスがかかり得る点）が挙げられます。ある論旨の文献があることを前提として先に執筆を行ってしまうため，もしその文献がなかった場合に内容が大幅に変更になることがあります。また，文献検索も自分の論旨に合致したものに目が行きがちになる可能性があり，公平な目線での引用が困難となる可能性があります。

　もうひとつの方法は，逆に文献検索（ステップ4，5）を先に行っておき，文献がそろってから英文執筆（ステップ3）に取りかかる方法です。この方法のメリットとしては，比較的公平な目線で文献の吟味を先に行えること，英文執筆の時点で必要なデータは既にそろっていること，などが挙げられます。一方，デメリットとしては，実際には段落内構成（ステップ2）と文献検索・批判的吟味（ステップ4，5）をほぼ同時に行うことになるため，これらのステップで執筆が滞りがちという点が挙げられます。このことは，多忙な現場から発信する際には大きな足かせとなるかもしれません（表2）。

　本書では，英文執筆（ステップ3）を先に行い，文献検索など（ステップ4，5）は後回しにする形で提示しています。これはひとえに，文献検索を同時に行うことで，執筆が滞る可能性を重くみているためです。また，デメリットとして挙げられている文献検索や評価に関するバイアスは，チーム内の吟味で克服できる可能性が高いと思われます。加えて文献の予測を見誤るリスクも，あらかじめレビュー文献（総説）にいくつか目を通しておけば，決して大きくはならないはずです。こうした点を考えると，効果的に執筆を継続することを優先し，まず英文執筆を行い，後から論拠を追加する流れが望ましいと私たちは考えています。とはいえ，特に初学者が主たる執筆者である場合は，文

献の恣意的な引用（いわゆる Cherry-picking）が散見されるのも事実です。英文執筆を先に行う場合は，文献検索の教育機会ともみなし，執筆チーム内で十分なフィードバックが行えるよう配慮する必要があるでしょう。

症例1　ペラグラ (*JAMA*. 2021 [PMID：33724306])

　既に示した4段落のレイアウトに基づき，実際に執筆した文章は以下の通りです。それぞれの TS や SS が1文ずつになっており，またこの箇条書きを外してそのままひとつずつ段落にすることで，すぐに本文として機能するように配慮されています。実際の執筆では，TS や SS の1つ1つを1日数分ずつ執筆する，という作業でも十分執筆が可能です。また，先に述べた通り，初めのドラフトでは具体的なデータなどは伏せ字のままで，ステップ4，5を踏まえて追記する形を取っていました。

1　TS: Pellagra is the result of dietary deficiency or malabsorption of niacin (vitamin B_3), also known as nicotinic acid and nicotinamide, or its precursor, tryptophan.

　SS1: Dietary sources of niacin include fish, meat, nuts, eggs, and nutrient-fortified foods, such as cereal and bread.

　SS2: Niacin is a water-soluble vitamin and a precursor of nicotinamide adenine dinucleotide and nicotinamide adenine dinucleotide phosphate, which are important coenzymes of cellular metabolism of macronutrients such as carbohydrate, protein, and fat.

　SS3: Niacin is rapidly absorbed from the stomach and small intestine.

　SS4: Deficiency of niacin affects organs with high energy requirements or high turnover rates, such as the brain, skin, and gut.

2　TS: Pellagra is uncommon in developed countries; a study from Spain reported an annual incidence of 0.5 cases per 100,000 population.

SS1: A high index of suspicion aids diagnosis and treatment of this fatal but curable disease.

    SS1-1: Conditions associated with pellagra include malnutrition (anorexia nervosa, malignancy, or HIV infection), gastrointestinal malabsorption (Crohn disease), alcohol misuse, hemodialysis or peritoneal dialysis, use of certain drugs (isoniazid or azathioprine), and carcinoid syndrome.

SS2: In this case, prolonged anorexia and dietary restriction to only vegetables led to niacin deficiency

3 TS: Pellagra is characterized by dermatologic, gastrointestinal, and neuropsychiatric symptoms.

    SS1: Skin manifestations develop bilaterally and symmetrically in sun-exposed areas.

        SS1-1: The skin manifestation starts as erythema and itching and subsequently becomes edematous. Thickening, dryness, roughness, hyperpigmentation, and eruption with desquamation may also occur.

    SS2: Gastrointestinal features develop in approximately half of patients with pellagra and include glossitis, stomatitis, and intractable diarrhea due to the atrophy of gastrointestinal mucosa.

    SS3: Neuropsychiatric symptoms are present in 40% of patients, developing late in the course.

        SS3-1: The most common neurologic manifestation is impaired cognitive functioning, but hallucinations, thought disturbances, anxiety, depression, and parkinsonism may also be seen.

4 TS: Pellagra is treated with nicotinamide (300 mg/d in divided doses) for several weeks or until resolution of symptoms, along with a high protein diet, other B vitamins, and trace elements such as zinc.

    SS1: Clinical symptoms usually improve within a few days of treatment.

文章は Yano H, et al：Pruritic rash and diarrhea. JAMA. 325 (11)：1103-1104, 2021. [PMID：33724306] より転載.

症例 2　褐色細胞腫
(*BMJ Case Report.* 2021 [PMID：33741570])

　褐色細胞腫について，既に示した 3 段落分の，実際の執筆内容を紹介します。ひとつの箇条書きがそれぞれ 1 文に対応しているため，こちらも単純計算で（1 日 1 文として）10 日弱で執筆ができる計算になります。

1　TS: A previously healthy 34-year-old woman presented with postpartum cardiogenic shock with reduced left ventricular function which was ultimately diagnosed as pheochromocytoma-induced takotsubo syndrome.
　　SS1: This case posed challenges in two aspects: postpartum takotsubo syndrome and subsequent recurrent sympathetic activation resulting from pheochromocytoma.
　　　　SS1-1: There is scarce literature describing how these two critical conditions can be linked in the peripartum period.

2　TS: Takotsubo syndrome affects mainly elderly women and is often triggered by an emotional exposure or a physical stress.
　　SS1: Takotsubo syndrome may manifest with chest pain, symptoms of heart failure and ST-T changes which mimic acute coronary syndrome, accompanied by focal left ventricular dysfunction and abnormal cardiac enzymes.
　　SS2: It is difficult to differentiate peripartum cardiomyopathy and takotsubo syndrome in pregnancy, as the latter often develops during peripartum.

3　TS: In this case, postpartum takotsubo syndrome was initially suspected.
　　SS1: However, recurrent symptoms suggestive of sympathetic activation and the incidental finding of an adrenal mass on imaging prompted us to evaluate for pheochromocytoma.

ステップ4：論拠となる文献の研究デザインを同定し，文献を検索する

　ここまでで，文献的考察やデータが必要な箇所が，ちょうど虫食いのように伏せ字になってまとめられていると思います。次に行うのは，こうした箇所を埋めていくことです。ステップ4ではまずどのような研究を探すべきなのか（論拠となる文献の研究デザインを同定する）を考え，次にそれを踏まえてどう文献検索を行うべきか考えてみましょう。

疑問の種類によって理想的な研究デザインが異なることを理解する

　臨床から症例報告を発信する際に知っておくと便利なのは，疑問の種類によって理想的な研究デザインが異なるということです。例えば症状に関する疑問，治療に関する疑問など，疑問の種類によって，一般にどのような研究デザインが望ましいのかには差異があるのです。このことを理解し，引用文献の研究デザインに気を配るだけでも，より適切な論文引用を行うことができるはずです[注9]。

　一般的に，存在するのであればまず引用したいのは，複数の研究を統合した文献（ガイドライン，メタ解析，システマティック・レビュー）です。文献検索を行う際にはこうした文献の検索を念頭に置きます。複数の研究を統合した文献が見当たらない場合，次に個別の臨床研究論文を検索します。個別の臨床

注9　臨床研究をきちんと理解し読み込むことは，決して簡単なことではありません。症例報告を執筆する臨床医として特に気を付けたいのは，決して自分の論証を強化する文献だけを恣意的に選ぶことなく，公平な視点で文献を評価することです。そのための最初のステップとして，どのような研究デザインの文献を主に検索すべきか知ることは大切です。

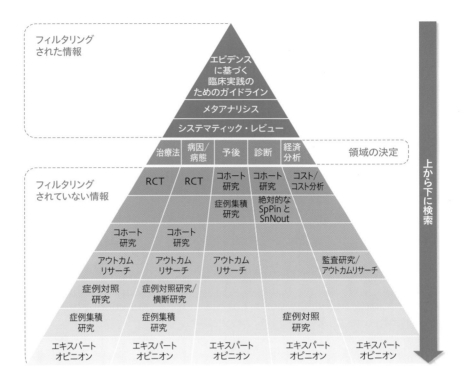

| 図5 | 疑問の種類によって必要な研究デザインを同定する

一般に，エビデンスに基づいた診療ガイドライン，メタ解析，システマティック・レビューなど，個別研究を統合した文献があるならば，まずそれらを検索し吟味する。それらがなければ，疑問の種類（治療，予後，診断など）に合わせて，それぞれ一般的によりエビデンスのレベルが高いとされる研究デザインの文献を検索し吟味することになる。ここで示したピラミッドでは，上から順番に検索を進めていくことが端的にまとめられている。

（Hirsh Health Sciences Library, Tufts University：Selecting the evidence. 2022. https://researchguides. library.tufts.edu/c.php?g=249245&p=3701848 より改変）

研究においては，疑問の種類によってエビデンスのレベルが異なります。こうしたエビデンスのレベルに関してまとめたのが図 5 です（エビデンス・ピラミッドなどとも呼ばれます）注10。

注10　類似のリソースとしては，Oxford 大学の Center for Evidence-Based Medicine（CEBM）による Levels of Evidence（https://www.cebm.ox.ac.uk/resources/levels-of-evidence/ ocebm-levels-of-evidence）や，Straus SE, et al：Evidence-Based Medicine：How to Practice and Teach EBM, 5th Edition. Elsevier, Amsterdam, 2018 などが挙げられます。

PubMed 検索の基本的技法

　この時点で，既にステップ3で虫食い状にデータが必要な箇所が伏せ字となっていて，その箇所にどのような研究デザインの文献が理想的か分かっていることと思います。ここまでできれば，文献検索も楽になります。例えば先ほどの褐色細胞腫の症例で見てみましょう。既にご紹介した3段落に続けて，第4段落では妊娠中の褐色細胞腫についての記述を続けます。ここで，妊娠中の褐色細胞腫の臨床的な重要性について，見逃し時の死亡率の高さをもとに議論したいとしましょう。ステップ3を通じて，次のような1文が執筆できているはずです。

> Maternal and fetal mortality from pheochromocytoma is high in pregnancies, especially when not diagnosed until childbirth, and is reported to be **X%** and **X%**, respectively.

　この1文は，予後（Prognosis）に関する内容です。したがって，検索する文献の研究デザインは，まず複数研究を統合したもの（ガイドライン，メタ解析，システマティック・レビュー），続けてコホート研究，ケース・シリーズ研究となります。

　医学系文献のデータベース（正確には，その検索エンジン）である PubMed は，キーワードに加えて研究デザインを指定することができます。文献検索について少なくとも覚えておきたいのは，以下の2点です。

- キーワードをどう設定するか
- 研究デザインの指定をどのように行うか

キーワードをどう設定するか（MeSH を活用する）

　妊娠と褐色細胞腫に関する文献を検索するとき，端的にはこれらのキーワードを英語に直して，

$$\text{"pregnancy" AND "pheochromocytoma"}$$

として検索することが考えられます。ですが，この方法には注意すべき点があります。例えばこの検索方法で"pregnan<u>t</u>"というキーワードのある文献を検索することはできるでしょうか。あるいは同じく妊娠を意味する"gravidity"はどうでしょうか。ほとんどの場合はこれらも同定されますが，それらがなぜ検索できるかを知ることは大切です。なぜならメカニズムを理解することで，簡易的な検索方法がうまくいかない場合についても理解でき，それを予防することができるからです。

　多少の類義語も含めて PubMed が検索を行える理由は，PubMed が検索キーワードを MeSH（Medical Subject Headings）に変換し，場合によってはさらに関連するキーワードも追加して文献を検索しているからです。MeSH は端的には，複数のキーワードの集合体です。例えば pregnancy という MeSH の中には，gravidity や maternal-fetal exchange などの用語も含められている[注11] ため，仮に gravidity という単語のみを使っている文献があっても，pregnancy という MeSH だけで検索を行えるのです。

　したがって，MeSH がまだ存在しない，あるいは存在していても不十分な場合は，PubMed 検索を簡易的に行うだけでは十分な結果が得られない危険があります。これは今まで存在しなかった疾患について，報告が少ない段階で検索するときなどに生じます。一例として，いわゆる long-COVID と呼ばれる，COVID-19 の長期的影響が挙げられます。いわゆる long-COVID には post-acute COVID-19 syndrome という MeSH が充てられていますが，この MeSH は 2020 年 11 月 30 日に初めて導入されました[注12]。したがって，それ以前に long-COVID の検索を行っていた場合は，その結果が妥当かどうか，慎重な吟味が必要でした[注13]。

　これらを踏まえて，実臨床の現場から症例報告を行う際，具体的にはどのよ

注11　MeSH データベース（https://www.ncbi.nlm.nih.gov/mesh/）で 2022 年 1 月 20 日に検索。

注12　MeSH データベースで検索（https://www.ncbi.nlm.nih.gov/mesh/?term=long+COVID）（2022 年 1 月 10 日）。

注13　いったん導入されてしまえば，その後の検索は MeSH を活用できます。つまり，MeSH 導入後であれば，導入以前の文献も MeSH を使って検索を行うことができます。

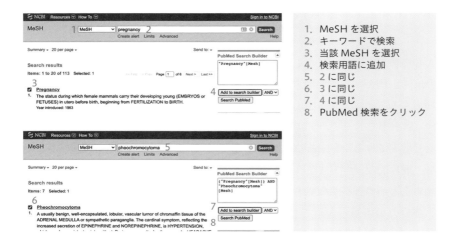

1. MeSH を選択
2. キーワードで検索
3. 当該 MeSH を選択
4. 検索用語に追加
5. 2 に同じ
6. 3 に同じ
7. 4 に同じ
8. PubMed 検索をクリック

| 図6 | **キーワードを MeSH に変換してから検索する**

MeSH を活用することで，キーワードをより効果的な形で検索することができる。多くの場合 MeSH データベースを用いて，キーワードを簡単に MeSH に変換できる（検索：2022 年 1 月 10 日）。

うにすればよいでしょうか。最もシンプルな方法は，検索しようとしている キーワードに該当する MeSH が存在するかを確認し，存在するのであればそ れを用いて検索することです。ないようであれば，キーワード検索を慎重に行 うことになります。

　先ほどの妊娠と褐色細胞腫の例で見てみましょう（図 6）。

1. まず NCBI データベース（National Center for Biotechnology Infor-mation. https://www.ncbi.nlm.nih.gov/）にアクセスし，PubMed で はなく MeSH データベースを選択します。
2. 次に，検索したいキーワードを入力します（この場合はまず pregnancy から検索しています）。
3. 検索結果が，関連する MeSH を示しています。複数ある場合は，実際に 中をクリックして，どのキーワードが含まれているのか確認しましょう。 問題なさそうであれば，チェックボックスにチェックを入れます。
4. 次に，Add to search builder（コンピュータ上では右側にあります）を

クリックします。これにより，検索した MeSH が PubMed の検索用語に追加されます（直上の PubMed Search Builder に，その具体的な中身が示されます）。

5. 同じステップを，pheochromocytoma についても繰り返します。そのまま再び検索を行います。

6. 続けてチェックボックスにチェックを入れます。

7. さらに Add to search builder をクリックすると，この時点で2つの MeSH が PubMed 検索用語として追加されていることが分かります。

8. 最後に Search PubMed をクリックしましょう。これにより，自動的に PubMed Search Builder に含まれる内容について，PubMed で検索した結果を示す画面へと飛びます。

研究デザインの指定をどのように行うか

ここまでの作業で，MeSH を使った PubMed 検索が行えました。ここからは，疑問の種類に合わせて研究デザインを限定し，さらに検索結果を絞っていきます。PubMed の検索画面をみると，出版年や研究デザインでフィルターをかけられることが分かります（図7）。このうち，Article type の箇所を用いて，必要な研究デザインを選択しましょう。今回の疑問のデザインに合った研究は，まず複数研究を統合したもの（ガイドライン，メタ解析，システマティック・レビュー），続けてコホート研究，ケース・シリーズ研究です。ひとまず統合した研究がないか，Article type のうち，Guideline，Meta-Analysis，Systematic Review の3つを選択してみましょう。すると，もともと646本あった検索結果が，4本の論文に絞られました。4本程度であれば，次のステップである批判的吟味を行うことも可能な範囲です。褐色細胞腫の症例報告は2021年出版であり，当時の検索結果は2021年以前の2本でした。最終的に，この症例報告では，図7（右）の最後に挙げられているシステマティック・レビューを引用しています。

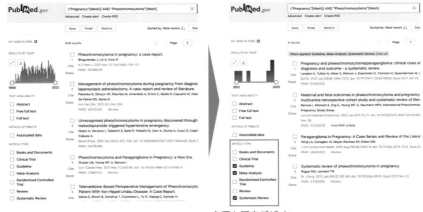

必要な研究デザイン
を選択する

| 図7 | フィルターを用いて研究デザインを限定する

PubMed では，出版年や研究デザインによって検索結果を限定することができる。Advanced search と呼ばれる，さらに細かな検索方法もあるが，まずは一般的な検索画面で行えるフィルターを用いることを考えたい。ここでの検索ではデザインの限定なしに 646 本の論文が同定された（左）が，必要な研究デザインを限定することで 4 本の論文（右）に限定できている（検索：2022 年 1 月 10 日）。

ステップ 5：論拠となる文献を，批判的吟味を行った上で引用する

　ここまでで，必要な文献を数本まで絞り込むことができているはずです。次に行うべきは，それらの文献を批判的に吟味し，引用に値するか判断することです。文献の批判的吟味は，それだけで 1 冊の書籍が執筆できるほどですが，ここでは基本的な方針と，参考になる文献の紹介を行います。

批判的吟味の基本的技法

　まず，これまでのステップでまだ文献が何百本も残っている場合は，検索方法が妥当であったか再度検討しましょう。追加のキーワードを入れることで，

さらに検索結果を絞れないでしょうか。あるいは既に検索したキーワードは妥当でしょうか（MeSH は妥当な内容でしょうか）。このあたりを再検討すると，さらに検索結果を絞れることがあります。研究者がシステマティック・レビューやメタ解析を行うときは，千本単位の文献をレビューすることも珍しくはありません。しかしながら，同じ作業を臨床でほとんどの時間を診療に従事しながら行うことは，適切なトレーニングなしには困難です。まずは検索結果をさらに絞り込むことが先決です。

　次に批判的吟味は，タイトル → アブストラクト → 本文の順番とし，効率的に行いましょう。まずは検索結果のタイトルから妥当な内容かを判断します。ここでは，明らかに内容が異なると思われる文献のみを除外します。つまり，この段階では迷ったら除外せず残しておくということです。次に，残った文献のアブストラクトを確認します。ここでも，明らかに内容が異なる文献を除外しましょう。その後で本文の批判的吟味に取りかかることで，批判的吟味が必要な文献の数を少しでも減らすことができます。

　具体的な批判的吟味の方法を理解するには，次に示す文献が特に参考になります。

- Straus SE, et al：*Evidence-Based Medicine*：*How to Practice and Teach EBM*, 5th edition. Elsevier, Amsterdam, 2018.
- Guyatt G, et al：*Users' Guides to the Medical Literature*：*A Manual for Evidence-Based Clinical Practice*, 3rd Edition. McGraw Hill Education, New York, 2015.
  （日本語版は，相原守夫訳：医学文献ユーザーズガイド　根拠に基づく診療のマニュアル　第 3 版. 中外医学社，2018）

なお，2 つ目の書籍のもとになったのは，*JAMA* がまとめている，研究デザインに合わせた仔細な文献評価方法の論文です。これらの原著文献は最新の研究デザインなどにも対応しているため，場合によってはこれらの利用も検討しましょう。

　日本語での批判的吟味で取りかかりやすいものとして，以下の書籍なども挙げられます。

- 長谷川耕平（監），後藤匡啓（著）：僕らはまだ，臨床研究論文の本当の読み方を知らない——論文をどう読んでどう考えるか．羊土社，2021.
- 名郷直樹，他（編）：基礎から学べる！EBM．医学出版，2014.

文献引用の方法

これらの批判的吟味のステップを経た後，文献の引用を行います。伏せ字で残していた数値やデータの箇所に，引用文献からのデータを含めます。その上で，元文献を Reference に追加します。Reference の追加方法はフォーマットに関する次章で述べますが，いったんは Microsoft Word® などのテキストエディタの脚注や文末脚注を使うことはあるにせよ，最終的には文献引用ソフト（EndNote® や Zotero®）を用いて行います。

ステップ 6：全体を見直して推敲する

第 2 章で述べた症例提示の推敲のポイントは，ディスカッションの推敲も同様です。繰り返しになりますが，以下の点を再確認しましょう。

- 読み手の視点で内容を検討する（寝かせる／印刷する／音読する）
- 1 パラグラフにひとつの内容が提示されているか確認する
- 不要な表現を削除する
- 意味が不明確な表現を修正する
- シンプルな表現を心がける
- 類似した症例報告の表現を確認する

これらに加えて，ディスカッションに関して特に注意が必要なのは，症例との関連性です。文献をよく読んでいればいるほど，ディスカッションの内容は気付けば教科書のような一般的な記載になりがちです。しかしながら，教科書に掲載されるほど一般的な内容であれば，あえて報告する価値は生まれませ

ん。執筆した各段落に，症例との関連性は示されているでしょうか。提示した症例がなくても，同じ内容になりそうなディスカッションに陥っていないでしょうか。推敲の段階で症例との関連性をあらためて確認することが大切です。

　本章では，学びの抽出について復習した上で，ディスカッションの構成要素，段落構成，執筆に必要な6つのステップについてまとめました。最後に，このプロセス全体を，チェックボックスとしてまとめてみましょう。

ディスカッションを組み立てるためのチェックボックス

1. 症例の学びを抽出した（第1章の復習）

☐　臨床経過の主な要素を抽出した

☐　症例の学びを抽出した（報告する価値が何かを考えた）

☐　Take-home message を構築した（パール化を行った）

2. ディスカッションの論理構成，段落構成，その構築方法を理解した

☐　ディスカッションの4つの構成要素を理解した

☐　ディスカッションの段落構成を理解した

　　☐　段落構成を理解した（ハイライト，病態生理，臨床症状／身体所見，診断的検査，治療や予後，まとめ）
　　☐　中でも第1段落の構成要素が何かを理解した（ハイライトと新規性）

☐　ディスカッション執筆のための6つのステップ（下記）を理解した

　　☐　ディスカッションの4つの構成要素と，段落構成が異なることを理解した
　　　　（構成要素を再構築する必要があると理解した）

3. ステップ1　ディスカッションの4つの構成要素を考えた

☐　4つの構成要素から，ディスカッションの方向性を検討した

　　☐　症例の特殊性・新規性が何かを考えた
　　☐　症例で何が起きたのか，病態生理や鑑別診断に関する仮説を考えた
　　☐　症例から推測できる／導き出せる教訓を考えた
　　☐　Take-home message をまとめ直した

4. ステップ2　段落構成を考えて，構成要素の内容を振り分けた

☐　段落構成の原則を理解した

　　☐　1段落1要素の原則を守って内容を振り分けた
　　☐　各段落内は，振り分けた内容をさらに再分割する形で構成した
　　☐　各段落は Topic sentence と Supporting sentence により構成した

5. ステップ3　執筆を行った

☐　執筆に当たっての注意点を理解した

　　☐　コピペを行わないよう常に注意した
　　☐　実際に文章を執筆する際には，和文からの翻訳を行わないよう注意した

☐　文献検索あるいは執筆どちらを先に行うべきか，メリットとデメリットを理解した

　　☐　（執筆から先に行う場合）必要なデータは伏せ字にして英文執筆を先に行った
　　☐　1日1文ずつ，数分ずつでも作業を継続した

（次頁に続く）

ディスカッションを組み立てるためのチェックボックス（つづき）

6. ステップ 4　論拠となる文献の研究デザインを同定し，文献を検索した
☐　**疑問の種類によって理想的な研究デザインが異なることを理解した**
☐　一般には複数の個別研究を統合した研究が望ましいと理解した 　　☐　個別研究の優先順位は疑問の種類により異なることを理解した
☐　**PubMed 検索を効果的に行った**
☐　キーワードを MeSH に変換して検索した 　　☐　フィルターを用いて研究デザインを限定した

7. ステップ 5　論拠となる文献を，批判的吟味を行った上で引用した
☐　**批判的吟味の方法を理解した**
☐　検索結果が多すぎる際は，再度検索結果を絞る努力をした 　　☐　批判的吟味の方法を，教科書や文献に基づいて理解し実践した
☐　**文献引用の方法を理解した**
☐　最終的には文献引用ソフトを用いて引用した

8. ステップ 6　全体を見直して推敲した
☐　**症例提示と同様，十分な推敲を行った（第 2 章参照）**
☐　症例との関連が途切れないよう十分配慮した

文献

1) マルクス・アウレーリウス（著），神谷美恵子（訳）：自省録．p.146，岩波書店，2007.

2) Yano H, et al：Pruritic rash and diarrhea. JAMA. 325（11）：1103-1104, 2021. [PMID：33724306]

3) Itagane M, et al：Postpartum pheochromocytoma-induced takotsubo syndrome. BMJ Case Rep. 14（3）：e240098, 2021. [PMID：33741570]

効果的な指導とは

　初めて症例報告に取り組む人にとっては，執筆の楽しさを共有し，次もまた書いてみたいと思えるような成功体験が大切です。臨床教育の場面と共通することかもしれませんが，苦労があっても最終的にアカデミックな楽しさを味わえることが，次の執筆への意欲につながります。外来・入院中の症例で興味深い経過をたどったケース，または院内の勉強会などで発表されたケースをもとに，この症例は報告に値するかもしれない，と指導医が感じたら，担当医や発表者に声をかけて執筆する意思があるかを尋ねます。

　　　　　「この症例，報告に値すると思うから書いてみますか」

という一言がきっかけになって，初めて執筆する人の気持ちは高鳴ります。

　学会発表を経験したら，次は症例報告の執筆にもなんとか挑戦してみたい，と思うやる気のある医師に対して，指導医はどうサポートしたらよいのでしょうか。

　指導医はまず，一緒に執筆作業に取り組む覚悟をしていかなければなりません。声かけと同時に，この症例における Take-home message は何か，新規性があるのか，執筆に取りかかる前に説明できるかを確認します。あらかじめ，誰が指導医で，誰が書くのか，執筆チームのメンバーをきちんと決めておくことが重要です（第 3 章参照）。

執筆過程を共有する

　執筆経験に乏しい医師にとっては，指導医がどのような視点で書いているのか，その過程を共有することが勉強になります。まず症例部分の執筆に挑戦してもらいます。退院時サマリーの要約とは異なり，要点を絞った臨床情報を見せていく作業です。指導医は取り出されている臨床情報に誤りがないか，カルテを見ながら確認します。地道な作業ですが，症例報告が実際の臨床経過と異なる情報であれば根本から大問題になりますので，指導医の責任として臨床情

報の信憑性についても確認しましょう。

　初めて執筆に取り組んだ人は，四苦八苦しながら書いたのに，指導医に添削してもらう段階で，自分の書いたものが跡形もないことに唖然とすることでしょう。大切なのは Positive feedback です。指導医が心がけることは，初めて執筆に取り組む医師が，臨床情報を適切にカルテから拾い上げたことを評価しながら，それらがどのように交通整理されて文章になっていったのか，体験できるように示すことです。繰り返しになりますが，症例報告の軸となる Take-home message は何か，をはっきりさせることが一番大切です。

　症例部分の執筆を進めている間，ディスカッションに入れるべき論文検索も行います。理想的には指導医が行った文献検索の内容をすぐに共有せず，指導を受ける側が検索したものを確認しながら，執筆を進めていきます。初めて執筆する際に全体像を見渡すことは困難ですし，文献検索の余裕もないのは当然ですので，この点については執筆の様子を見ながら，臨機応変に対応します。

　指導医自身の執筆経験が浅い場合も同様です。執筆経験のある他の指導医と共に執筆に取り組み，執筆過程を共有し，自分の貢献できる視点や専門性などを加えながら，一緒に学んでいきます。

タイムラインを決める

　臨床医は日常臨床業務を中心にすべきであり，執筆は業務の合間に行うという観点から，タイムラインの設定は大切です。取り組む前に，おおよその執筆のタイムラインを執筆者同士で確認しましょう。実行可能な執筆期限と，定期的なコミュニケーションを取ることを，初めに約束しておくことです。指導医側から定期的に催促することが理想的かもしれません。私自身の失敗談ですが，詳細に過去文献も調べて執筆も途中まで進んでいたのに，時間を空けてしまったばかりに何を書いていたかあらためて思い出すことに時間を費やす，ということを何度も経験しました。期間を決めて催促しても指導医に何も戻してこない場合には，ある程度書き加えたものを再度送って，続ける意思を確認しながら執筆が滞ることのないようにタイムラインを再設定します。臨床の合間を縫って執筆していく長丁場の作業をどのように継続可能な形で維持するか意識しておかないと，他の仕事の山に埋もれていってしまいます。お互いに執筆

について声かけできるような関係，つまり仕事が捗るような Comfortable pressure（適度なプレッシャー）を作るのも一案かもしれません。

指導医の役割

「なぜ症例報告を執筆するのか」ということについて，まず言語化してみましょう。アカデミックな環境にいるから論文の本数が一定数必要，という現実的な側面からの目標がある人もいるでしょう。学会発表の次は英文症例報告，と先輩が話していた，という場合もあるかもしれません。執筆の目的を意識することは，本人のキャリアについて考えを深める機会になるでしょう。初めて執筆する人にとっての目標を指導医が理解し，皆で協力して取り組むことで執筆という長丁場を乗り切ることができるでしょう。

指導医にとっては，自分が中心になって執筆しているとき以上に，時間も手間もかかると感じるかもしれません。指導する立場で重要なのは，指導を受ける側がどのようなタイプの人か把握し，自主性を尊重しつつ，間延びしないように執筆できるペースを作ることです。初めて執筆する人にとって必要な執筆の手順や方法を共有することは，さまざまな教育場面と同様であり，指導医はサポートする立場として成長を見守る役回りを担います。人に教えることで自らの未熟さを学ぶ，という点は，日々の臨床と通じるものがあります。子どもの成長を支える親のように，人が育っていくことを指導医としてサポートできることは何よりの喜びです。

執筆を通じてお互いに学ぶ環境を作り，成功体験から次の症例報告へつなげてもらえれば素晴らしいことです。

第 5 章

投稿できる体裁に整える

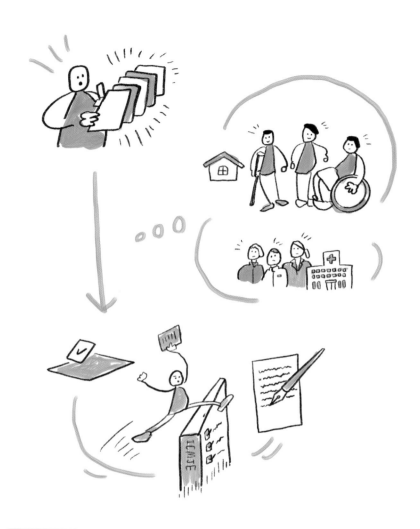

卓越した業績は，総じて忍耐や我慢が，何か月も何年にもわたる
粘り強い集中と組み合わさって生まれる成果である。[1)]

サンティアゴ・ラモン・イ・カハル
Santiago Ramón y Cajal
神経解剖学者／ノーベル医学・生理学賞受賞

　第4章までで，症例報告における教訓とストーリーの重要性を理解し，そして効果的なチーム構成を踏まえ，ディスカッションまで執筆できたのではないでしょうか。ここまで来れば，あと少しの作業で投稿までこぎつけることができます。

　本章では，投稿できる体裁に整えることをゴールとし，以下の点をひとつずつ確認していきます。

- 投稿要件と既存文献の再確認
- 著者基準（Authorship criteria）の確認
- 患者と家族の想いへの配慮
- 症例に関わった医療従事者への配慮
- カバーレターの執筆

投稿要件と既存文献を再確認する

　実際に症例報告を投稿する段階では，各ジャーナルが求める細かな投稿要件を確認し，遵守できるよう注意を払う必要があります。また，実際に執筆を開始してからここまでの間に，かなりの時間が経過していることも珍しくはないでしょう。執筆中に，類似した症例が掲載されていないか，あるいはディスカッションに用いた文献の知見をアップデートしたものがないかなども，再度確認しなくてはなりません。

投稿要件の確認

　まず，目標とするジャーナルの投稿要件を確認し，それに合わせて原稿を微修正しましょう。どのジャーナルにも著者向けのウェブサイトが存在し，ここに詳細な投稿要件が掲載されています。投稿要件は大きく，次の2つに分けられます。

- 当該セクションが求める内容（セクションの目的，語数，主な形式）
- スタイルと呼ばれる，表記に関する要件（数字表記，引用文献など）

前者については，

- 症例報告にジャーナルが何を求めているのか
- 対象とする読者層は何か
- 全体の語数制限はあるのか

などの情報が記載されています。執筆を終えた後，こうした条件をあらためて見直してみましょう。語数などの要件はもちろんですが，対象とする読者層を再確認することで，ジャーナルが求める内容に焦点をより合わせられることがあります。

後者の「スタイル」については，

- タイトルページに記載すべき内容（タイトル，著者，語数など）
- 文章表記に関する内容（フォント，フォントサイズ，行間，行数追記の必要性，文章の左寄せの是非）
- 単語レベルでの表記方法に関する内容（カッコの使用順，数字の表記，記号の順序）
- 参考文献の表記方法（文中引用時の表記，および参考文献リストの表記スタイル）
- 画像や図表，および図表説明（Legend）の要件（画像のファイル形式やサイズに関する制約，図表のファイル指定，図表の説明の記載位置）

などが提示されています。いずれも症例報告の内容に影響を与えるものではありませんが，投稿要件として示されている以上，それを遵守できるよう再確認することが求められます。

　タイトルページには通常，タイトルと著者名，所属，責任著者の連絡先，語数などを記載することが求められます。ジャーナルによっては全員の連絡先を記載する場合もあるので注意が必要です。また，症例に関連するキーワードを

いくつか記載することを求めるジャーナルもあります。

　文章表記については，フォントやフォントサイズがジャーナルによって指定される場合があります。特に指定がない場合は，Times New Roman フォントの11～12 ポイント程度をひとつの目安としましょう。行間は通常ダブルスペースが指定されています。投稿時に行数を自動割付する投稿システムもありますが，場合によっては投稿時に行数を記載することが求められます。文章記載は，通常左寄せとして行います（両端そろえとはしないことに注意）。

　単語レベルでの表記としては，カッコの使用順が指定されることもあります（指定されていなくても，通常同じ種類のカッコを重ねて使用することは行わない）。また，数字表記では，少なくとも国際単位系（SI）の単位を用いることは必須です。これ以外にも，*Lancet* 系列のジャーナルが小数点を宙に浮かせることを求めるなど，ジャーナルごとに求める内容が異なる場合があります。

　図表を用いる場合，脚注のための記号を使用することがあります。このとき，使用する記号の順序は定められていることが多いです。通常は＊（Asterisk，アスタリスク），†（Dagger，ダガー），‡（Double dagger，ダブルダガー），§（Section，セクション），‖（Parallel，パラレル），¶（Pilcrow，ピルクロウ。あるいは Paragraph，パラグラフ）の順序で用います[2]。これについても，後半の記号の順序や，二重記号の使用の是非などはジャーナルによって異なる場合があります。その都度，必ず投稿要件を確認しましょう。

　参考文献の表記では，文中引用時の表記方法と参考文献リストの表記スタイルの双方に，気を配りましょう。文中引用時は上付き文字（Superscript）とするか，あるいは引用文献番号をカッコに含める場合が多いです。ピリオドの前後どちらに番号を割り振るのかなど，目標とするジャーナルの文献からスタイルを把握しましょう。参考文献リストの表記スタイルは，文献の略称使用の是非，著者の記載人数（一定人数以上では *et al.* として省略する）などが指定されます。これらの表記スタイルは，スタイル名として指定される場合もあります。医学系であれば，American Medical Association（AMA）style[3]などがよく用いられます。

　最後に，画像や図表，および図表の説明文に関する指定があります。画像ファイル形式（TIFF など）や解像度は面倒でも変換作業を怠らないようにしましょう。また，どれを同じファイルにまとめ，どれを別ファイルにすべきか

も指定されています。よくあるのは，画像や図（Figure）は別ファイルとし，表（Table）や図表の説明（Legend）は原稿と同じファイルかつ別セクションとするものです。表の表記方法も，例えば縦方向の罫線を入れないなど細かな指定がなされるので，これらも必要に応じて修正しましょう。

　なお，上記の中でも煩雑なのが参考文献の表記方法の調整ですが，これについては文献管理ソフト（Zotero® や EndNote®）の機能を活用することで，ある程度手間を省くことができます（図 1）。Zotero® や EndNote® をはじめとする文献管理ソフトには，Microsoft Word® などのテキストエディタに対するプラグイン機能を持っているものがあります。これらの機能を有効活用することで，初回投稿はもちろん，修正や再投稿に関する手間を減らすことができます。文献管理ソフトは，

- 文献管理ソフトのアカウントに，引用したい文献を登録する
- テキストエディタに，文献管理ソフトのプラグイン機能を搭載する
- プラグイン機能を用いて，引用箇所に文献を記載する

の順序で使用できます。ジャーナルによっては最終的に文献中のハイパーリンクを削除し，テキスト形式へと変換することが求められる場合もあるので，投稿前に注意が必要です。また，文献管理ソフトも万能ではありません。投稿前には必ず，ジャーナルの求める文献記載形式を再度参照し，それに合致していることを確認しましょう。イタリック体の使用の是非，ピリオドの位置，ジャーナルの略称など，細かな点まで合致しているか確認してください。また，既存の設定のままでは参考文献だけが本文とは別フォントとなる場合もあります。こうした細かな点も含めて，丁寧に再確認する必要があります[注1]。

注1　なお，これらの文献管理ソフトに関して説明した手順は，Microsoft Word® をはじめとする，WYSIWYG（What You See Is What You Get）型と呼ばれるタイプのワード・プロセッサーを前提としています。この他にも，LaTeX® をはじめ，いわゆる WYSIWYM（What You See Is What You Mean）型と呼ばれる組版システムも存在します。症例報告でこうした組版システムを用いる必要はありませんが，これからもし社会科学系の学術論文執筆を目指す場合は，ほぼ必須とも言えるシステムです。

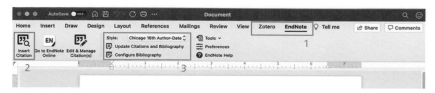

1. 文献管理ソフトのプラグイン機能を使用する（事前に文献管理ソフトをインストールし，文献を登録し，プラグインもインストールしておく）
2. 引用したい箇所にカーソルを合わせ，文献引用をクリックし，引用文献を選択することで引用を行う（Zotero®，EndNote® いずれも同様）
3. 表記スタイルは一括して変更することができる

│ 図1 │ **文献管理ソフトを使用し，効果的に文献を引用する**

文献の引用は，文献管理ソフトのプラグイン機能を利用して，効率的に行いたい。文献管理ソフトを事前にインストールして，引用したい文献を登録しておく。その上で，Microsoft Word® などへのプラグイン機能をインストールしたい。テキストエディタのプラグイン箇所を選択し，引用したい箇所に文献を配置し，また一括して表記スタイルを調整することもできる（ここでは Microsoft Word® と EndNote® の一例を表示）。

既存文献の再確認

　執筆開始後に掲載された文献の確認も，投稿前に再度忘れずに行いましょう。著者として最も避けたい事態は，当然含めるべきであった文献への言及を怠り，それを後に指摘されることです。どれほどクラシカルな疾患であっても，知見は常にアップデートされています。これらを確実に含められるよう，文献の確認を再度行いましょう。

　ディスカッション執筆に関するセクションで，文献検索とその批判的吟味の方法については既に概説しました。ここではそれをアップデートする方法について紹介します。端的には，

- ディスカッション執筆時の文献検索後に公開された文献を把握する
- 執筆原稿で（当初の予定とは異なり）新たに追加された教訓や知見に関する文献を確認する

ことで，文献のアップデートを行うことができます。

新規文献の確認

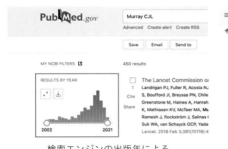

検索エンジンの出版年による
フィルターを確認する

被引用文献の確認

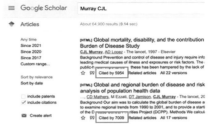

検索エンジンから被引用文献
を確認できる

| 図2 | 新規文献と被引用文献を確認する

原稿執筆中に新たに掲載された論文や，既に引用した文献をさらに引用している文献を確認する。これらの作業は，検索エンジンを用いることで，ある程度簡単に行うことができる。新規文献の確認（左）では，文献検索エンジン（ここでは PubMed を表示しているが，Google Scholar などの検索エンジンでも行える）の出版年によるフィルターを用いることが有効。被引用文献の確認（右）を行う場合，Google Scholar などを用いれば，検索した文献を引用した文献を速やかに把握することができる。

　まず，ディスカッション執筆時の文献検索後に公開された文献を把握しましょう。PubMed をはじめとする文献検索エンジンでは，出版年を絞って文献検索を行うことができます。これらの検索制約を活用し，効率的に文献を把握しましょう。また，既にディスカッションに含めた文献を引用した文献（被引用文献）を把握することで，最新の関連文献を速やかに把握することができます。簡便な方法としては Google Scholar を用いることで，被引用文献について効率的に把握できます（図2）。

　次に，執筆原稿で新たに追加された教訓や知見に関する文献を確認しましょう。文献執筆の過程では，共同執筆者との議論を経て，当初の計画とは異なる知見や教訓が追記されることがあります。あるいは，当初の教訓が討議の中で否定されることもあるでしょう[注2]。このように教訓や知見がアップデートされた際は，その根拠となる文献を把握することを忘れてはいけません。特に注

注2　こうした議論は健全なものであり，文献の質を高める点でも貴重なステップです。苦労して作り上げたメッセージが否定されるとつい反論したくなるかもしれませんが，フィードバックはいったん受け入れる習慣をつけることも大切です。

意したいのは，臨床推論自体に関する知見や教訓です。執筆に関する議論を行っている際，臨床推論上のエラーを異なる角度から説明する視点が得られることがよくあります。こうした，最近では診断エラー学などとも呼ばれる領域について記載を行う際も，その根拠となる文献を提示することが必要です。多くの場合は医学ジャーナルの臨床推論に関する文献や，同分野で著名な教科書が有用です〔Kassirer（2009）[4] などがその一例〕。しかしながら，診断エラー学に関する知見はそもそも，行動経済学や心理学の視点を実臨床に応用したものです。場合によってはこうした社会科学系の元文献まで引用が必要な場合もあるかもしれません。その場合，医療／公衆衛生系の論文検索エンジンである PubMed では，必要な文献をカバーすることが難しくなります。社会科学系の文献を検索する場合は，所属する医療機関が契約しているのであれば，学術誌のデータベースである Web of Science や JSTOR など，もしそれが難しい場合は，Google Scholar などを用いることも検討しましょう。

著者基準（Authorship criteria）を確認する

　これまで，誰を著者として含めるかについては，あえて明言せずにおきました。その理由は，執筆開始時点では著者となる人物を判断することができないためです。著者として列挙されるためには，その執筆への貢献度に由来する明確な基準が存在します。したがって，執筆の貢献度を最終的に判断しないことには，著者として列挙すべきか判断はできないのです。また，ジャーナルによっては症例報告の著者数自体を制限している場合もあります。こうした場合，貢献度の順に著者として列挙することもあり得ます。

ICMJE の著者基準

　著者としての貢献を判断する材料として，医学雑誌編集者国際委員会（International Committee of Medical Journal Editors：ICMJE）の基準を，確実に把握しましょう[5]。ICMJE とは，世界中の著名な医学ジャーナル編集

| 表 1 | ICMJE の著者基準

基準
1. 研究の構想やデザインに実質的な貢献を行った，あるいは研究のデータ取得・分析・解釈に実質的な貢献を行った，<u>かつ</u>
2. 研究のドラフトを行った，あるいは重要な学術的内容について批判的な改訂を行った，<u>かつ</u>
3. 最終的に掲載される原稿について承諾した，<u>かつ</u>
4. 研究のあらゆる箇所に関する正確さや公正さについて，疑問が適切に調査され解決されることを保証し，研究の全ての側面について責任を負うことに同意した

ICMJE：Recommendations for the conduct, reporting, editing, and publication of scholarly work in medical journals. 2021. http://www.icmje.org/icmje-recommendations.pdf をもとに作成。下線は筆者が追記した。

部によって構成されるグループです。ICMJE が公表している著者基準の原著では，あくまで推奨（Recommendation）に留められているものの，これは事実上，世界の主要なジャーナルにおけるスタンダードと言ってもよいでしょう。

　ICMJE の著者基準は，大きく４つの項目からなります（表 1）。症例報告という背景に照らせば，これらは以下のように解釈されるでしょう。第一に，著者は症例報告の構想に実質的な貢献を行う，あるいはデータの取得や解釈について実質的な貢献を行う必要があります。これらに合致する貢献としては，例えばこれまで紹介してきた教訓の抽出などが挙げられるでしょう。第二に，執筆に関して実質的な貢献をする必要があります。初期ドラフトを執筆した人物はこの基準を満たしますが，それを学術面で批判的に改訂した人物（したがって，英文添削はここには含まれない）も，この基準を満たし得ます。第三に，最終的な原稿について，その掲載を承諾している必要があります。症例報告では珍しいと思いますが，もちろん意見の不一致から最終承諾が得られず，著者として掲載されない可能性もあり得ます。第四に，掲載後の説明責任を果たすことが求められます。これは著者として掲載されることの権利は，その義務と表裏一体であることを示しています。

著者としての義務や責任を理解する（1）二重投稿の危険性

　ところで，著者としての義務や責任とは，何を指すのでしょうか。すぐに思

い浮かぶのは残念ながら，これまでわが国で複数生じた，研究に関連した不祥事かもしれません。もちろん，症例報告に重大なエラーがあり撤回（Retraction）にまで至るのは，率直に言って珍しいことだと思います。ですが症例報告の場合，注意したいのは二重投稿（Duplicate publication）の危険性です。同一の症例を複数の論文として投稿や掲載することは，二重投稿として禁止されています。特に大規模な医療機関などに勤務していると，複数の病院での診療を経て紹介される患者が多くなります。また，複数診療科にまたがる症例も珍しくないでしょう。この場合，他の医療機関や他の診療科に確認せずに文献執筆を行うなどすると，同一症例が複数の医療機関や診療科から投稿されてしまう危険性があります。

　執筆時には連携する医療機関や診療科にも確認すること，そして学会発表であっても，発表した事実や抄録掲載の是非をあらかじめ投稿時にオープンにしておくことを，忘れないようにしましょう。例えば学会発表を Clinical problem-Solving 形式に変更する，あるいはいくつかの症例報告をまとめてケースシリーズにするなど，同一症例であっても別文献としての掲載が行われる場合はあります。最終的にその文献を別個のものとして受け付けるか，そして学会発表などの事実を文献に記載するか否かは，ジャーナルが決めることです。文献に関するあらゆる事項について，常にオープンであり続けることが，論文投稿をめぐるトラブルを最小限に留めることにつながります。症例報告においても，著者には責任が伴うということを認識しましょう。

著者としての義務や責任を理解する（2）Gift authorship

　ICMJE の著者基準において特に気を付けたいのは，著者となるためには，上述の4項目全てを満たす必要があるということです。基準を部分的に満たすのみの場合は，著者とはなり得ません。したがって，例えば当該症例の診療に携わり診療に必要な所見を提供した（基準1のみを部分的に満たす可能性がある），英文の添削をした（よほど学術的内容について貢献しない限り，いずれの基準も満たさない），診療科の部長だった（基準1のみを部分的に満たす可能性がある），執筆に関して多少の相談を受けた（基準1のみを部分的に満たす可能性がある）だけでは，著者とはなり得ないのです。これらは現状，

おそらく指導医レベルでも誤解されることが少なくない点です。これまで折に触れて，相談程度で共著を求めるのであれば，相談自体を避けるべきと指摘してきたのは，まさにこのことに由来します。

　実臨床の現場から，その〈研究〉成果として症例報告を発表する立場として，ICMJE の基準を遵守することを心がけましょう。上司だから，診療に携わったから，あるいは診断に必要な検査結果や病理所見を提供してもらったからといって，それだけで共著者に加えてはいけません。ICMJE の基準を満たす者だけが，共著者として掲載され得ることを，確実に認識しましょう。この基準を逸脱することは，現場から〈研究〉成果を発信していく自身の評価や信頼の低下に直結するものです。特に国内学会などでは，慣習的に診療に携わった医師を列挙することもあります。しかしながら，少なくとも英文で症例報告を世界に発信するのであれば，こうした事態（Gift authorship と呼ぶ）は避けなくてはなりません。

ICMJE の基準を満たせるように働きかける

　ICMJE の基準が明確に指摘する通り，診療に携わったことは，必ずしも著者となることを意味しません。このことは，上述した慣習や，長幼の序を強く重んじるわが国では，陥りがちな誤りとして特に注意したい点です。その一方で，（極端な例ですが）診療に全く関与していない者だけが著者となることは，臨床医として現場にいる立場として好ましくないでしょう。臨床で尽力した医療者を，できる限り著者として迎えたいと思うのは，ある程度自然なことのようにも思われます。

　こうした場合は，共著にふさわしいと感じる先生方が ICMJE の基準を満たせるよう，自ら働きかけましょう。執筆した原稿について，具体的な形式で意見を求めます。ディスカッションの根幹をなす部分について，臨床医学の視点から改善方法について意見を求め，その具体的方策について討議した上で，分担での執筆を依頼します。最終的に投稿を検討している原稿について，同意を得られるよう配慮しなければなりません。最終的に著者が誰になるかは，ICMJE の基準を結果的に満たしたかという点に加え，ジャーナルの求める著者人数要件などにも左右されます（したがって，働きかけている間も，決して

著者になることを確約してはならない）。ですが少なくとも，著者となり得る医療者に自らアプローチすることは，現場で診療に従事しながらその成果を発信する立場として，有効な方法のひとつだと思われます。

患者と家族の想いに配慮する

　症例報告執筆に際して，臨床で貢献した医師に対する配慮以上に重要なのは，患者と家族の想いに配慮することです。画像の掲載，症例報告の掲載，あるいは掲載されるモダリティなど，患者と家族の想いが，全ての側面において反映されていることを確認しましょう。症例報告に掲載され得る画像の１つ１つについて，患者と家族が心から納得しているかを確認します。投稿や掲載を焦ってはいけません。あくまで症例報告は日常診療から生まれる副産物であることを，肝に銘じましょう。症例報告投稿に際しては通常，患者（亡くなっている場合などは家族）の同意書が必要となりますが，これについて，その内容をインフォームド・コンセントと同様に，十分に説明しましょう。同意書は投稿するジャーナルのウェブサイトで手に入れることができます。本書では同意書およびその説明について，投稿要件とまとめて第４章で紹介していますが，症例執筆が決まった早期の段階で，同意書を取得することを推奨します。

　なお，同意書に記載されている内容に加えて，以下の点について説明するのも，イメージしにくい論文執筆について，患者と家族が理解を深めるのに有効だと思われます。

- 執筆によって生じる執筆者への利益（執筆者名は掲載されるが，金銭的授受はない，など）
- 目標としているジャーナルの読者層（居住地，専門領域，掲載言語など）
- 掲載までのプロセス（今後査読に回るため，掲載が決まっているわけではないこと）
- 掲載文献コピーの希望の有無

執筆者へのメリット・デメリットを明確にする

　客観的に見て，文献執筆についてまず疑問があるとすれば，それは執筆によって生じる執筆者へのメリットやデメリットだと思います。私たちとしては，英文で文献が掲載され成果が世界に発信されることは，率直に言って嬉しいものです。しかしながら一般的な目線で見れば，多忙な業務の中，なぜあえて文献を執筆し（しかも場合によっては外国語で）発信するのか，おそらく不可思議に思われることが多いはずです。したがって，まず執筆によって私たちに生じるメリットやデメリットを説明しましょう。執筆者として氏名が掲載されること，金銭的授受がないことについて，簡単に説明するとよいでしょう。もし投稿料が必要なジャーナルに投稿する場合は，その投稿料を誰が支払うのかについても，説明しましょう。臨床からの一症例報告であっても，こうした地道な説明が，結果として一般からの科学や研究への信頼向上に貢献するのです。

文献が誰の目に留まるのか説明する

　文献が掲載された場合，それを誰が読むかについても説明しましょう。主だった読者層の居住地，専門領域，掲載言語について簡単に伝えましょう。患者目線からすれば，自身の画像所見や検査結果，背景などが紹介されるわけであり，それらが誰の目に触れ得るかは重要な情報です。なお，プライバシーに関する患者の考えは，私たちのそれとは異なる可能性があることも理解しておく必要があります。例えば私たちは日本語と英語であれば，日本語の方が潜在的な読者数も少なく，プライバシーを保持する観点から望ましいと思うかもしれません。その一方で，患者と家族からすれば，より近しい人々が日本語で文献にアクセスし得ることを懸念している可能性もあるからです。

査読のプロセス概略を示す

　掲載までのプロセスについても，その概略を伝えることが望ましいでしょ

う。査読があり掲載が決まっているわけではないことは，実際に文献を投稿した経験がなければ，おそらく知り得ないことです。場合によっては，投稿すると伝えただけで，自身の画像や所見が確実に世界に広まると思う患者もいます。現時点では掲載が決まっているわけではないと，丁寧に伝えましょう。このように掲載までのプロセスを簡単に伝えることは，今後別のジャーナルに再投稿するとなった際，同意書の取得をスムーズにすることにも，結びつくかもしれません。

文献コピーの希望について確認する

　最後に，文献が掲載された場合にそのコピーを希望するかについては，確認することを推奨します。これに対する反応は，率直に言ってさまざまです。強く希望する人もいれば，専門的すぎて分からないから不要，などの反応もあります。ですが，貴重な症例を執筆する立場として，実際その病に苦しんだ患者やその家族には，執筆文献を読む権利があると筆者は考えます。もし，英文で執筆する場合は，その日本語訳が必要かについても確認しましょう。そして掲載の暁には，文献を希望に沿ってお届けしましょう。

　なお，同意書には通常，最終版原稿を投稿前に確認したいかについて，チェックする欄があります。患者と家族がそれを希望する場合は，これについても日本語訳の必要性を確認し，必要に応じて翻訳も併せて渡し，確認してもらいましょう。

医療従事者の想いに配慮する

　先ほど，臨床で診療に携わった医療従事者が可能な限り著者となれるよう，進んで働きかけることの意義を少し紹介しました。ですが結果として，ICMJE 基準，あるいはジャーナルの著者要件の観点から，著者として含められないこともあります。この場合は，謝辞（Acknowledgment）として含めることができないか検討しましょう。

著者以外の貢献に関する ICMJE 基準

謝辞についても，ICMJE がひとつの指針を提示しています。この指針によれば，著者基準をいくつか部分的に満たす人物については，著者以外の貢献者として謝辞に含めるべき，とされます[5]。こうした人物の例として ICMJE は，資金獲得を行った人物，研究グループの一般的な指導を行った人物，執筆や編集で貢献を行った人物，などを挙げています[2]。また，基準こそ満たさないものの，何らかの形で貢献した場合には個人やグループとして謝辞に含め，その貢献の具体的内容を記載すべき（診療に携わった，助言した，データを収集した）としています[1]。

困難な症例に立ち向かった医療従事者の想いに配慮する

症例報告に掲載されるような症例は，診断と治療に難渋し，多くの医療従事者が関与していることがほとんどだと思われます。著者としては掲載できなくても，個人としての貢献が ICMJE の基準を部分的に満たす場合があることでしょう。また貢献が基準を満たさなかったとしても，何らかの形で患者に貢献したなどの場合もあることでしょう。こうした貢献を公正に判断し，謝辞に忘れずに含めることも，著者として大切な仕事のひとつです。医療従事者として思うのは，出会った全ての患者がそれぞれに印象深いということです。執筆に関与していなくても，その想いは医療従事者なら誰もが持つところでしょう。こうした医療従事者の想いに配慮することは，その症例を偶然執筆する機会を得た立場として，決して忘れてはなりません。こうした細かな配慮の積み重ねが，著者あるいはひとりの〈研究者〉としての評価にも結び付くはずです。

カバーレターを執筆する

ここまでで，著者および謝辞へ掲載する方々が定まり，原稿の体裁（書式，

参考文献など）が整ったことと思います。共著者に再度内容を確認し，最終的な同意が得られれば，原稿としての投稿準備はほぼ完了したはずです。

投稿に際しては，原稿に加えてカバーレターと呼ばれる文章を執筆する必要があります。カバーレターについては，果たして読まれているのか判然としないこともあるのですが，投稿に必要な文章である以上，原稿と同様に，丁寧に執筆する必要があります。巷ではテンプレートや機械翻訳などを用いよとの記載も少なくありません。しかしながら，私たちはこうした態度に強く反対の意を示します。外国語で，すなわち「借り物の言語」[6]で語る私たちは，文献に関するいかなる箇所においても，決して手を抜くべきではありません。これは症例報告の原稿であれ，あるいはカバーレターであれ，常に心に留めておくべきことです。それは意図した内容が正確に伝わらないことにも結びつくからです。

症例報告に関連したカバーレター執筆に関する主な注意点は，以下の通りです。

- 英文レターと同様の形式で執筆する
- 投稿先セクションの明示→症例の概略→教訓の概略→結語の順で執筆する

ひとつずつ検討してみましょう。

英文レターと同様の形式で執筆する（図3）

カバーレターは，PDFとしてアップロードする場合もあれば，直接テキスト入力して提出する場合もあります。いずれの場合でも，英文レターと同様の形式で執筆しましょう。具体的には，以下の形式で行います。

- 執筆者，所属，連絡先を左寄せで記載する
- その直後に宛先（編集長，ジャーナル名）を記載する
- さらにその下に，投稿日を記載する
- Dear（編集長名）：として宛名を記載し，レター執筆を開始する
- 結び，署名（PDFなら），氏名を記載する

```
Mitsuru Mukaigawara, M.D.
Department of Medicine,
Okinawa Chubu Hospital
281 Miyazato, Uruma, Okinawa 9042293, Japan
Phone: +81-…
Email: …


Dr. Eric J. Rubin
Editor-in-Chief
The New England Journal of Medicine


April 1, 2022

Dear Dr. Eric J. Rubin:

                    ⋮

Sincerely yours,
Mitsuru Mukaigawara
Mitsuru Mukaigawara, M.D.
```

1. **執筆者の連絡先**
   ・必要となる記載項目に注意
   ・連絡先は確実に連絡がつくもの
   ・電話番号は国番号も記載

2. **宛先**
   ・編集長名を正確に記載

3. **日付／冒頭挨拶**
   ・編集長名を正確に記載
   ・開始はコロンが無難

4. **結び**
   ・フォーマルなものを選択
   ・PDF なら署名画像も記載

| 図 3 | **英文レターの作法に則り，カバーレター執筆を行う**

カバーレターの執筆は，通常の英文レターの作法に則って行う。まず，執筆者の連絡先を記載する。氏名，所属，連絡先の順番で記載する。ジャーナルごとに必要となる記載項目が異なる場合があるので，注意を要する。次に宛先を記載する。基本的に編集長名とし，スペルミスを絶対にしないように注意する。その上で，日付と冒頭挨拶を記載する。宛先の後はコンマではなくコロンが，よりフォーマルな記載方法となる。最後に結びを記載する。フォーマルな結び（例えば Sincerely yours）を選択する。PDF での提出であれば，結びと氏名の間に，署名の画像を貼り付ける。

　まず，氏名，所属，住所，電話番号，Email アドレスを記載します。ジャーナルによっては FAX 番号の記載を求められる場合もあります。電話番号，Email アドレスも，責任著者に確実に連絡できる番号を記載しましょう。間違っても著者本人以外の番号や Email アドレスを記載してはなりません。

```
Mitsuru Mukaigawara, M.D.
Department of Medicine, Okinawa Chubu Hospital
281 Miyazato, Uruma City Okinawa, Japan 9042293
Phone: …
Email: …
```

　次に，宛先を記載しましょう。注意したいのは，宛先は編集長とすることです（決してスペルミスをしないように注意しましょう）。また，その肩書についてもジャーナルのウェブサイトで確認しましょう。通常は Editor-in-Chief という肩書ですが，ジャーナルのウェブサイトで常に確認することが重要です。ジャーナル名は正式にはイタリック体ですので，テキスト入力でイタリック体表記が難しいわけでなければ，イタリック体にして記載します。

Dr. Eric J. Rubin
Editor-in-Chief
The New England Journal of Medicine

さらにその下に，投稿日を 1 行空けて記載します。

April 1, 2022

その上で，Dear（編集長名）: と記載します。氏名の直後はカンマ（,）ではなくコロン（:）の方がよりフォーマルです。

Dear Dr. Eric J. Rubin:

　ここまで記載したのち，カバーレターの本文を執筆します。記載を終えたら，結びと署名，氏名を記載します。結びはプロフェッショナルなもの（Sincerely yours など）とし，カジュアルなもの（Best regards など）は避けるべきです。PDF 形式であれば，直筆の署名を，結びと氏名の間に画像として含めることもできます。

Sincerely yours,
（PDF 形式であれば，ここに署名の画像を入れる）
Mitsuru Mukaigawara, M.D.

これらが，カバーレター執筆に必要となる，英文レターに関連した最低限の作

法です。

パラグラフを構成する（図4）

　次に，内容について考えてみましょう。カバーレターの内容として，厳密に決まった型は存在しません。しかしながら症例報告という背景を考えると，以下の順でひとつずつパラグラフを作成するのが，最も簡単と言えるでしょう。

- 投稿先セクションを明示する
- 症例の概略を提示する
- 教訓の概略を示す
- 読者層に結び付けつつ，結語を記載する

　稀にジャーナルがカバーレターに記載すべき内容を指定している場合があるので，それらの条件を満たせるよう心がけましょう。なお，カバーレターの長さにも指定は通常ありませんが，レターサイズで1ページがひとつの目安となります。

　初めに行うべきことは，投稿先セクションの明示です。症例報告専門のジャーナルでない限り，症例を投稿できるセクションは，画像やレターなど，複数あるものです。まずどのセクションへの投稿なのか，明示すると良いでしょう。一例として，

> We would like to submit a case "タイトル," for the Clinical Problem-Solving series in *The New England Journal of Medicine*.

などと記載します。

　次に，症例の概略を提示します。ここでは，ちょうど救命救急センターで短い症例プレゼンテーションをするような文章にすることを，まず心がけましょう。具体的には，年齢／性別／簡単な既往歴と主訴を1文で提示し，次に現病歴の要約，身体所見，検査所見をそれぞれ1文で提示します。通常の症例

Dear Dr. Eric J. Rubin:

We would like to submit a case "A curve ball," for the Clinical Problem-Solving series in *The New England Journal of Medicine*.

1. 投稿セクションの明示

The case is a 70-year-old man …

2. 症例概略の提示
    ・可能ならストーリー性の 再現も

This case underscores the importance of …
Additionally, this case highlights that …

3. 教訓の提示

I believe that the readership of *The New England Journal of Medicine* will view this case challenging because …

4. 結語
    ・読者層と関連付ける

Sincerely yours,

| 図4 | **要素ごとにパラグラフを構成して執筆する**

カバーレターを執筆する際も，1パラグラフ1要素とする。まず投稿セクションを明示する。その上で，症例概略の提示を行う。ここで可能であれば，ストーリー性の再現を行うことも考慮したい。1ページで症例の魅力を提示することで，より印象的な投稿とできる可能性もある。次に，教訓の概要を提示し，最後に結語を記載する。結語では読者層と関連付けることが簡単で有効な方法となる。

報告であれば，その直後に診断と臨床経過を1～2文で記載します。

　ここで可能であれば，症例の魅力が伝わる（ストーリー性を再現できる）ような文章とすることも検討しましょう。「Clinical Problem-Solving」への投稿であれば，症例の転換点となる部分を別パラグラフとしてさらに膨らませ，全く関連しないと思われた臨床情報が結びつく瞬間をカバーレターの中で再現することも有用です。実際私たちが*NEJM*に投稿した際も，最終診断に結びつく情報からは別パラグラフとして提示し，カバーレターだけでもストーリー性が伝わるよう配慮しました。

また，クイズ形式など特殊な症例報告形式の場合は，その概略を示すとよいです。*JAMA* の「Clinical Challenges」への投稿では，クイズの選択肢も重要な要素です。症例を提示した後，どのような選択肢が提示されるかを簡単に提示することで，カバーレターからもその内容が明確になります。

症例の概略を提示した後は，最も重要な教訓の概要（その症例によって何を伝えたいのか）を提示します。これについては，あらかじめ検討してきた教訓のリストをそのまま書き起こすだけで十分でしょう。例えば，

> This case underscores the importance of …. This case also highlights that ….

などと書くことができます。

最後に記載するのは，結語です。ここでは，ジャーナルの読者層を引き合いに出すことが，シンプルながら有効な手段でしょう。一例としては，

> I believe that the readership of *The New England Journal of Medicine* will view this case particularly interesting because …. I hope that you will find the manuscript acceptable for publication in the journal.

などと記載できます。

本章では，原稿を投稿要件に合わせて改訂し，著者や謝辞の調整を行い，最終的にカバーレターを執筆するまでの手順を紹介しました。これまで同様，章末にチェックリストを添付します。最終章となる次章では，再掲載や投稿後の作業について，確認していきます。

文献投稿のためのチェックボックス

1. 投稿要件と既存文献を再確認した

☐ **投稿要件を確認した**

- ☐ セクションが求める内容を確認した（セクションの目的，読者層，全体の語数）
- ☐ スタイルを確認した（タイトルページ，文章表記，単語表記，文献，画像や図表）

☐ **既存文献を再確認した**

- ☐ ディスカッション執筆後に公開された，新規文献を確認した
- ☐ 新たに追加された教訓や知見に関する文献を確認した

2. 著者基準（Authorship criteria）を確認した

☐ **ICMJE の著者基準を確認した**

- ☐ 著者が基準の 4 項目全てを満たすことを確認した
- ☐ 必要に応じて，現場の貢献者が ICMJE の基準を満たせるよう，自ら働きかけた

3. 患者と家族の想いに配慮した

☐ **同意書取得に際して，その内容や掲載までのプロセスについて，十分に説明した**

- ☐ 同意書を丁寧に説明し，理解を得られたことを確認した
- ☐ 執筆によって生じる執筆者の利益（氏名掲載，金銭授受なし）について説明した
- ☐ ジャーナルの読者層を説明し，誰が読み得るのかを説明した
- ☐ 現時点では掲載されるとは限らないこと（査読されること）を説明した
- ☐ 掲載文献の希望有無（翻訳の必要の有無も）について確認した

4. 医療従事者の想いに配慮した

☐ **ICMJE の謝辞（Acknowledgment）に関する基準を確認した**

- ☐ 著者基準を部分的に満たす人物，基準は満たさないものの貢献した人物を把握した
- ☐ それぞれを適切な方法で，同意を得た上で謝辞に掲載した

5. カバーレターを執筆した

☐ **英文レターと同様の形式で執筆した**

- ☐ 執筆者，所属，連絡先を記載した
- ☐ 宛先（編集長）を，スペルミスをしないよう十分注意して記載した
- ☐ 投稿日を記載し，編集長宛としてレターを執筆した
- ☐ フォーマルな結びを用い，氏名を記載した（PDF の場合，署名画像を追加した）

☐ **パラグラフ構成に留意し，カバーレターの本文を執筆した**

- ☐ 投稿セクションを明示した
- ☐ 症例の概略を提示した
- ☐ 教訓の概要を提示した
- ☐ 可能な範囲で，カバーレターを通じて症例や教訓の重要性を表現した
- ☐ 読者層を引き合いに出しつつ，結語を記載した
- ☐ その他，ジャーナルがカバーレターに要求する内容を併記した

文献

1) Cajal SR：Advice for a Young Investigator. p.38, MIT Press, Cambridge, 1999.
2) Bringhurst R：The elements of typographic style. pp.68-69, Hartley & Marks, Vancouver, 2004.
3) American Medical Association：AMA Manual of Style, 11th edition. https://www.amamanualofstyle.com/

4) Kassirer JP, et al（eds）：Learning Clinical Reasoning, 2nd Edition. Lippincott Williams & Wilkins, Philadelphia, 2009.

5) ICMJE：Recommendations for the conduct, reporting, editing, and publication of scholarly work in medical journals. 2021. http://www.icmje.org/icmje-recommendations.pdf

6) 新渡戸稲造：武士道．p.11，岩波書店，1974.

column | 6

症例検討会の逆再生─執筆を想定して英語を学ぶ

　英文症例報告を初めて執筆する際に指導されるのは，執筆を見据えて語彙や英作文のレパートリーを増やすことです。しかしながら，具体的にどのように語彙や英作文を蓄積していくのか戸惑った経験がある方も，おそらく多いのではないでしょうか。

　限られた時間で必要な語学スキルを体得するために必要なのは，目的と課題を明確にすることです。例えば英文で症例報告を執筆することが目的ならば，文字通り英文で執筆するために役立つ手法を選択し，そこに至るまでの最大の課題を同定しておく必要があります。特に，英語で論文を読むことと，実際に書くことには大きな隔たりがあることには，留意しておく必要があるでしょう[注]。また，臨床にいながら語学学習を継続するためには，学習を効率的に行えるよう配慮する必要もあります。

　あくまで一例ですが，私が折に触れて行っていた方法に，症例検討会の逆再生があります。*NEJM* の「Clinical Problem-Solving」や「MGH Case Records」などを使って行う症例検討会で，私たちは通常臨床推論のためにメモを取るものです。この方法は，具体的には以下のように行います。

1. 目標をあらかじめ具体的に設定しておく（〈現病歴〉執筆における〈時制〉の使い方を学ぶ，など）
2. 症例検討会のメモだけを用いて，目標とした箇所を英文として書き起こす（上記の例では，現病歴のみを書き起こす）
3. 書き起こした英文と，実際の症例報告を，目標とした箇所だけに焦点を当てて比較する（上記の例で言えば，時制のみに注目する）

　この方法が他の学習法と異なるのは，実際に執筆するというプロセスを経る

注 ┃ よく言われることに，使えそうな文章や語彙をストックしておくことがあります。しかし，膨大な英文のデータベースを作っても，活用できなければその意義は乏しいものです。また，ストックした英文が，私たちの目の前に広がる現場を表現するために適しているとも限りませんし，何よりそのまま使えば剽窃のリスクが生じます。

ことです。症例が頭にある状態で執筆を行う経験を通じて，時制や冠詞の使い方など，思わぬ落とし穴を発見することができるものです。また，書き手の視点で文献を読み直すことで，臨床現場をより緻密に表現する方法を，元文献から学ぶこともできます。また，既に読んだ文献のメモを活用することは時間の節約にもなりますし，目標を具体的に定めることで，短時間で完結させることもできます。

　日常診療の多忙さを考えるとき，なるべくなら成果（＝英語論文執筆）に直結する訓練を，効率的に行いたいものです。そのひとつの手法として，症例検討会の逆再生は有効だと私は思います。

第 6 章

フォローアップを
確実に行う

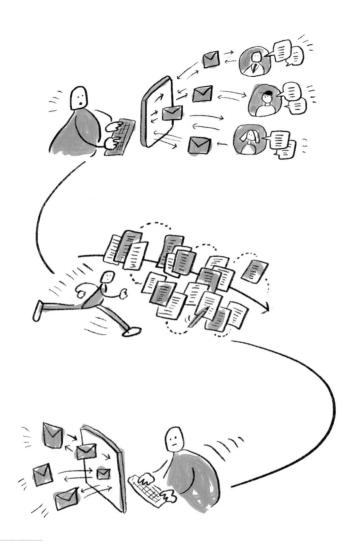

フィードバックをうまく受け取ることは，対話にうまく参加し，
思慮深く得られた情報や学びを使うべきか，
そしてどう使うかを判断することである。[1]

ダグラス・ストーン　　　　　　　**シーラ・ヒーン**
Douglas Stone　　　　　　　　　　Sheila Heen
ハーバード・ロースクール講師　　ハーバード・ロースクール講師

　第5章までの過程を通じて，文献の初回投稿までたどり着いたことと思います。投稿後，編集部からの連絡を待つ間に，著者として行っておきたいことを確認しましょう。本章では，主に以下の点について，簡単に確認を行います。

- 修正・再投稿・催促
- 掲載までの編集作業，および謝辞と報告
- 掲載後の対応

修正・再投稿・催促を行う

　前章までの過程を経て投稿した初回原稿がたどる道は，以下の4つが考えられます。

- Reject………………ジャーナルへの掲載を拒否される
- Major revision……大幅な修正後に再投稿が可能となる
- Minor revision……軽微な修正後に再投稿が可能となる
- Accept………………ジャーナルに採択される

　Rejectとなった場合，症例報告では通常異議申し立てはせず，別のジャーナルへの再投稿を行います。学術論文であれば再判断を要望することもないわけではありませんが，症例報告ではこの選択肢は考えにくいでしょう。Major/Minor revisionの場合は，編集部や査読者のコメントを踏まえ，改訂を行った上で再投稿を行います。投稿症例の多くは，おそらくMajor revisionに分類されるのではないかと思います。これらの改訂作業を経て最終的にAcceptとなれば，その後は掲載に向けたジャーナルとの最終調整が行われます。なお通常，初回投稿でそのままAcceptとなることは，決して多くはありません。
　ここでは，原稿の修正過程に関して概説し，さらに再投稿に向けての考え方や必要事項を検討します。さらに稀ではあるものの，編集部に催促を行う場合とその判断についても紹介します。

査読コメントに効率よく修正を行う

　投稿した原稿は（Reject とさえならなければ）そのほとんどが Major/Minor revision として執筆者に差し戻されます。編集部からの連絡には，まず「現状の原稿では掲載はできない」などの旨が記載されることが多いものです。しかしながら，そこで落胆することなく最後まで文面を確認しましょう。通常はその後に続けて，修正事項に関する査読者や編集部からのコメントが記載され，それらが修正されれば再検討してもよい旨が書かれています。中には，修正に応じる場合は速やかにまず一言返信を，との記載がある場合もあります。あるいは，修正期限について記載されていることもあるものです。これらについても見落とすことなく把握し，必要に応じて編集部へ連絡を行いましょう。連絡など事務手続き上の不手際で，掲載への貴重な機会を失うのは避けたいものです。

　修正作業を始めるに当たって，あらかじめ最終的に提出が必要なファイルについて把握すると，効率よく修正作業が行えます。通常再投稿時に必要となるのは，次の 3 つです。

- 査読者や編集部のコメントに対する返信ファイル
- 改訂済み原稿ファイル（変更履歴あり）
- 改訂済み原稿ファイル（変更履歴削除済み）

　このうち，変更履歴削除済みの改訂原稿は，変更履歴付きの改訂原稿からすぐに作成することができます。したがって，査読者への返信ファイル，および変更履歴付きの改訂原稿ファイルを作成することが，修正の主な作業と言えるでしょう。ジャーナルの中には，返信ファイルを再投稿のカバーレターと同一ファイルにするよう求めるものもあります。

　これらの作業を最も効率的に行うためには，以下の手順をたどるとよいでしょう（図 1）。

変更履歴つき原稿

| The patient is a 90-year-old man ~~with~~... | Mitsuru Mukaigawara with no... |

・元原稿をコピーし，変更履歴つきファイルとしておく
・最終的な履歴なしファイルも速やかに作成できる

返信ファイル

Reviewer 1
Major issues:
p.1, l.5: This part requires...

Response: We appreciate your suggestion...

・コメントは太字，返信は通常フォントなどとする
・変更箇所を引用し，ページ数や行番号も記載する

| 図1 | 返信ファイルと履歴つき原稿を用いて効率よく改訂する

変更履歴つきのファイルと査読者や編集部からのコメントを全てまとめた2ファイルを同時に画面に表示し，査読コメントに順番に返信しながら，原稿に変更を加えていく。返信ファイルは査読コメントを太字，返信を通常フォントとすると，読み手としても見やすくなる。返信コメントには変更箇所を引用し，ページ数や行番号も併せて記載すること。最終的には変更履歴を消去した改訂版も提出するが，これは変更履歴つき原稿ファイルから速やかに作成できる。

- 査読者（および編集部）からのコメント全てをテキストエディタにコピーする
- 提出した原稿のコピーファイルを作成し，変更履歴ありの設定にしておく
- 上記の2ファイルを並列して画面に表示させる
- 査読コメント全てについて，原稿ファイルに変更を加えた上で，コメントに対する返信を記載する

　まずは査読コメントをまとめて，Microsoft Word®などのテキストエディタにコピーし，返信ファイルとして保存しましょう。通常は査読コメントへの返信を，ひとつのファイルにまとめて行うことが求められます。なおこの際，査読者のコメントを編集（パラフレーズなど）はしません。コメントをそのままテキストエディタにコピーしておき，それらの1つ1つに返信を追記していきます。読みやすさの観点から，査読コメントは太字，返信は通常フォントなどとすると，なおよいでしょう。

　次に，提出した原稿のコピーファイルを作成し，変更履歴ありの設定にしましょう。初回投稿原稿を別途残しておくことは，途中編集過程でトラブルが生

じた際に有効な場合があります。原稿への加筆修正は，今後この変更履歴あり
のコピーファイルに行っていきます。最終的に，変更履歴ありの修正原稿を再
度複製し，変更履歴を全て承認することで，変更履歴を消去した修正原稿ファ
イルも，簡単に作ることができます。

　これらの作業を行う際には，原稿ファイルと返信ファイルを並列して表示さ
せ，コメント1つ1つに対して順番に返信することが効率的でしょう。なお，査
読者は慣習的に，査読コメントを Major issues と Minor issues に大別して記載
している場合があります。この場合，まずは全ての査読者からの Major issues に
対応し，その上で残りの Minor issues に取り組むと効率的です。内容や採択結
果に大きく影響するのは，多くの場合 Major issues です。最も大きな変更を要
するのは Major issues であるため，労力を要し内容に大きな影響を与える作業
を早めに行っておくことで，その後の改訂作業はよりスムーズになることでしょう。

査読コメントへは丁寧な返信を心がけ，必ず変更の要点と最終型を記載する

　査読コメントに対する返信の要点は，以下の2点です。

- コメントを踏まえて内容をどう変更しようと考えたのか
- 最終的にどのような変更が加えられたのか

　全ての返信において，これらの点が記載されるよう配慮しましょう。また，
最終的な変更内容とその掲載箇所（ページ，行）は，変更内容を引用する形で
記載しましょう。

　査読コメントには，その全てに，真摯に対応することを心がけましょう。コ
メントを無視したり，コメントに対して必要以上に強く反論してはいけませ
ん。査読者は私たちの敵でもライバルでもなく，むしろ論文をより優れたもの
にするための助言者と捉えましょう。もし，査読者の誤解と思われる箇所があ
れば，それがなぜ誤解なのか，明確に根拠となる箇所を示した上で，丁寧に指
摘しましょう。もちろん，査読者のコメント全てを鵜呑みにする必要はありま
せんが，査読コメントの提案を拒絶する場合は，そのコメントに感謝しつつ，
なぜ否定的な見解に至ったのか，明確かつ丁寧に示すことが不可欠となります。

査読コメントを踏まえ，再投稿の戦略をアップデートする

　Major revision あるいは Minor revision と判断された投稿原稿の多くは，何回かの改訂作業の後，最終的には投稿先ジャーナルに Accept されるものです。問題は Revision なしで Reject となった場合（通常の査読に回らず Reject となる Desk rejection を含む），あるいは Major revision の後に，不運にも Reject となった場合です。この場合，別のジャーナルに，体裁を整えた上で再投稿することになります。なお，Reject の結果通知に付記された査読コメントは，改訂のための貴重な意見です。別のジャーナルに再投稿する場合でも，これらのコメントを活用し改訂した上で再投稿に臨むことが理想的でしょう。

　再投稿に関して重要なのは，投稿戦略をアップデートし続けることです。既に本書で紹介した通り，投稿に当たって，あらかじめ投稿先ジャーナルのリストを作成していたことと思います。ここでもう一度そのリストに立ち戻り，今回の症例ではどのジャーナルまで，どのような順番で挑戦するかを再検討してみましょう。初回投稿への査読コメントから，私たちはその症例がどのようなジャーナルにふさわしく，またどれほどの掲載可能性があるのか，新たな情報を得ることができます。こうした新情報を踏まえ，どのジャーナルに，どのような順番で挑戦していくか投稿戦略をアップデートしていくことは，効率的に文献を執筆していくためにも不可欠です。場合によっては，掲載を狙わず途中で打ち切りにする（あるいは，学会発表や商業誌への掲載に変更するなど）という判断もあってよいものです。

　もちろん，あるジャーナルに既に投稿済みの場合，査読結果を得る前に投稿先を変更することは，行うべきではありません（著者としての信用にもかかわります）。一方で査読で Reject となった場合も，すぐに次のジャーナルに投稿することは避けるべきです。拙速な行動を取る前に戦略を一度立て直し，学会発表や商業誌への掲載なども含めて再検討します。そして得られた査読コメントに基づき原稿を改訂することで，より適切なモダリティへの掲載可能性を高められるでしょう。このとき，Reject されたジャーナルへの感謝も忘れてはなりません。通常 Reject 時に返信を求められることはありませんが，示唆に富んだコメントが得られた場合などは，謝意を一言伝えるとよいでしょう。

あまりに返信が来ない場合は，催促を行う

　稀ではありますが，投稿後全く返信が来ないことも，ジャーナルによっては
あるかもしれません。この場合は，投稿ウェブサイトで原稿の状況（Status）
がアップデートされていないことを確認した上で，編集部に適宜状況を照会し
なくてはいけません。催促のタイミングについて明確な指針はありませんが，
ひとつの目安としては，各ジャーナルが提示している平均的な返信までの日数
を大幅に超えた場合が挙げられます。例えば通常 1 か月程度の返信なら，2
か月以上経過した場合などが，ひとつの目安となるでしょう。採択までの平均
日数などは，多くのジャーナルが毎年レビュー（*JAMA* 系列の The Year in
Review[注1] など）として公開しています。また，私設のウェブサイトでも口
コミ形式で確認できます[2]。

掲載までの編集作業，
および謝辞と報告を行う

　原稿が Accept にたどり着いたら，続けて編集部と，掲載に向けた編集作
業が開始されます。

掲載までの編集作業

　編集作業の過程では，学術的な視点というよりは，ジャーナルが持つ表現ス
タイルに合致した文献とするための視点から，編集者によって細かな変更や修
正が提案されます。このあたりのさじ加減はジャーナルによって大きく異な
ります。例えば *NEJM* は強く独自のスタイルを持っており，同じ内容でも
NEJM のスタイルに合わせた表現への変更が数多く提案されます。一方で，
JAMA は（少なくとも症例報告については）*NEJM* ほどスタイルにこだわら

注1　一例として，文献 3 が挙げられます。

ない印象があります。いずれにせよこうした編集について，通常拒絶する理由は特にありません。ただし，時系列や症状の詳細なニュアンスなど，本来表現したい内容が正確に表現されているかは，必ず確認しましょう。

　掲載日が迫ってくると，PDF で掲載文献の最終版が送られてきます。ここでは，症例画像やそれに付随する記号（矢印など）が正しく掲載されているか，その順序や配置の変更が意図した内容に影響を及ぼさないか，そして著者および謝辞に関連した所属や連絡先が，全て正確に記載されているかを確認しましょう。さらに，引用文献の番号と文献の対応，専門用語のスペル，イタリック体の有無など，細かなところにも十分に目を光らせたいものです。PDF 版へのコメントは，著者が変更を加える最後の機会となるからです。

　特に注意したいのは，この作業を複数施設（あるいは複数の国）にまたがる文献で行う場合です。例えば責任著者でない立場で複数施設／国にまたがる文献に関与する場合，私たちは最終的に PDF 版へコメントを付記して提出する立場にはありません。こうした場合，意思疎通をいつも以上に細やかにしていかないと，本来共著者に入るべき方や，あるいは謝辞に含めるべき方が抜け落ちる場合が生じ得ます。複数の国にまたがる場合，締切直前になれば時差の問題も生じることでしょう。複数施設や国にまたがる文献に関与している場合は，いつも以上に慎重かつ迅速に対応していく必要があるのです。責任著者には，文字通り綿密な対応が求められます。このことは，責任著者でない立場で文献に関わる際にも当てはまるものです。どのような立場であれ，現場や自施設での文献への貢献を適切に伝えられるよう，細部にまで気を配る必要があるのです。

　Accept 後の作業で大切なのは，読者の目線に立ち，細部まで詳細に確認することです。一例として，私たちが経験した編集作業をご紹介します。

　以前，私たちは *JAMA Cardiology* に，単純 CT 画像が診断に有用となる A 型大動脈解離の症例を報告[4]しました。この解説で，私たちは 2 スライスの CT 画像を，それぞれ単純および造影で合計 4 枚提示しました。私たちが投稿した際のレイアウトは画像を 2×2 で配置し，同じスライスの単純／造影 CT 画像を縦方向に比較できるようにしたものでした。これは査読時にはそのまま承認されましたが，その後編集の過程で，スペースの都合で 4 枚の画像を 1×4 の横一列に配置することが提案されました。この編集について私たちは，読者の視点から異議を申し立てました。私たちのレイアウトは，同一スラ

イスの単純および造影画像を，縦方向に速やかに比較できるよう配慮したものでした。極めて微細な違いではありますが，これを横一列に配置してしまうと，同一スライスの単純および造影CT画像を横方向に比較することになります。これは読者の視点からすると，率直に言って面倒に感じるものです（もちろん個人差はあるでしょうが，少なくとも私たちは，PDF横一面に広がる画像を確認する作業は面倒だと感じました）。このことを編集部に指摘したところ，最終的には初回投稿時のレイアウトのまま掲載されることとなりました。これはあくまで一例ですが，編集作業においても，投稿文献の隅々まで，読者の視点から検討することを心がける必要があります。

掲載日までの対応

編集作業が終わると，あとは掲載まで待つだけとなります。論文採択から掲載までの間に気を付けたいのは，文献掲載に関する守秘義務です。論文掲載が決まったからと言って，その事実や内容を周囲に公表してよいわけではありません。原則として，あくまで掲載の事実は著者間で留め，広くその事実を公開することのないよう，くれぐれも注意しなくてはなりません。多くのジャーナルは，掲載日時や文献内容に関する情報公開に関する基準を設けており，これらはEditorial policiesなど[5]に掲載されています。症例報告においても，これらの基準を遵守する必要があります。もし明確な記載がジャーナルのウェブサイトで確認できない場合は，編集部に確認を行ってもよいでしょう。

謝辞と報告

晴れて論文が公開されたら，共著者への連絡はもちろん，謝辞に掲載した方々や診療に携わった医療機関に，あらためて報告を行いましょう。最近ではSNSで論文掲載を簡潔に公表する事例も珍しくありません。ですが，お世話になった方々に直接（メールという間接的な手段でこそあれ），心を込めて感謝の意を伝えることは，信頼醸成の観点からも重要なことだと私は思います。報告すらもしないのは論外ですが，心を込めずただのテンプレートで執筆した感謝の言葉も，同様に避けるべきです。感謝の意に本当に心が込もっているか

否かは，見ればすぐに分かるものです。

　また，既に同意書取得に関連して，患者とその家族に，掲載文献希望の有無を確認していることと思います。もし患者と家族の希望がある場合は，文献を送ることも忘れずに行いましょう。日本語訳を希望している場合も，そのように対応してください。

掲載後の対応を，最後まで確実に行う

　既に述べてきた通り，論文は臨床から生じる副産物であり，臨床にいる立場として，論文掲載それ自体が目的とはなり得ません。ですが多忙な臨床業務の中，これほど苦労して執筆してきた成果であり，やはり掲載に当たっては，大変嬉しくなるものです。

　ここで忘れてはならないのが，論文掲載が最終ゴールではない，ということです。症例報告に対して，学術論文のように数多くのレターが掲載されることはあまりありませんが，それでも責任著者には質問や確認の連絡が届く場合があります。これらの質問や確認は，学術的内容や症例の詳細に関することから，連絡先や著者の所属に至るまで多岐にわたります。明らかにスパムと判断できるものを除いて，その全てに――ちょうど査読者に返信するのと同様の水準で――丁寧な返信を行いましょう。もし自力で判断が困難な場合は，共著者と確認し返信を行います。また，必要に応じて最後まで確実にフォローアップを行いましょう。どれほど近い間柄でも，過度にカジュアルな返信をしたり，不十分なフォローアップで切り上げたりしてはなりません。それは著者としての信頼を損ねることに直結するからです。掲載後まで丁寧に対応して，初めて著者としての責務を果たしたことになるのです。

　本章では，査読後および掲載後の対応について，確認を行いました。最後に本章での学びを，整理しておきましょう。

修正・再投稿のためのチェックボックス

1. 査読結果を踏まえ，修正・再投稿を行った

☐ **査読コメントに効率よく返信し，改訂を行った**

    ☐ 査読コメントへの返信ファイルと変更履歴つき改訂ファイルを作成した
    ☐ 上記2ファイルをもとに，査読コメント全てに返信し改訂を行った
    ☐ Major issuesから取り組み，効率よく作業した

☐ **丁寧な返信を心がけ，変更の要点と最終型を記載した**

    ☐ 査読コメントを踏まえて何を変更しようとしたのか記載した
    ☐ 変更の最終型を引用し，ページ数や行数についても併記した

☐ **査読コメントを踏まえ，再投稿の戦略をアップデートした**

    ☐ 査読コメントに基づき，今後の投稿先の妥当性を再検討した
    ☐ 必要に応じて，投稿先モダリティの変更も含め，投稿戦略をアップデートした

☐ **（あまりに返信が遅い場合，編集部に催促を行った）**

2. 掲載までの編集作業で細部まで確認し，掲載時に謝辞と報告を行った

☐ **編集作業に協力し，読者の目線から内容を細部まで確認した**

    ☐ 画像やそれに付随する記号の位置が適切か，読者の目線から確認した
    ☐ 引用文献番号と文献の対応が誤っていないか確認した
    ☐ 著者や謝辞に掲載した氏名，所属のスペルが正しいか確認した

☐ **ジャーナルの情報公開基準に則り，採択や掲載に関する守秘義務を守った**

☐ **掲載後，謝辞と報告を行った**

    ☐ お世話になった方々に，心を込めて直接報告を行った
    ☐ 患者とその家族が文献を希望している場合，それを忘れずに送付した

3. 掲載後も引き続き，著者としての責任を果たした

☐ **掲載後の質問や連絡への対応を，丁寧に最後まで行った**

    ☐ 常に丁寧に返信を行うよう心がけた
    ☐ 最後までフォローアップを行った
    ☐ 判断が困難な場合は共著者と相談して返信した

文献

1) Stone D, et al：Thanks for the Feedback：The Science and Art of Receiving Feedback Well. p.8, Penguin Random House, New York, 2014.
2) SciRev：SciRev――Speeding up scientific knowledge production. https://scirev.org/
3) Redberg RF：*JAMA Internal Medicine*―the year in review, 2020. JAMA Intern Med. 181（5）：583−584, 2021. [PMID：33749745]
4) Mukaigawara M, et al：Diffusely elevated ST segments on electrocardiography. JAMA Cardiol. 1（2）：229-230, 2016. [PMID：27437899]
5) The New England Journal of Medicine：Editorial policies. https://www.nejm.org/about-nejm/editorial-policies

column | 7

信頼できる責任著者となるために

　あらゆる文献執筆において，責任著者（Corresponding author）が果たす役割は，本当に大きなものです。文献に対する疑義照会への対応のみならず，共著者との連絡，あるいは著者として列挙されないものの，臨床マネジメントに大きな役割を果たした方々との連絡など，その役割は枚挙にいとまがありません。このことは，通常の学術文献のみならず，症例報告においても同様です。

　症例報告では，指導医が責任著者となる場合もあれば，若手医師自らが責任著者となることもあるのが実情だと思われます。率直に言って，責任著者自身の〈責任〉に対応する心づもりなしに，突如責任著者となることさえあります。責任著者として，私たちは一体どのようなことに気を付ければよいのでしょうか。

　まず気を付けるべきは，自らが報告症例のスポークスパーソンであると自覚することです。症例報告が掲載された際には，質問や疑義がメールで届くことがあります。その中には，一見妥当でないと思われるメッセージもあるはずです。あるいは，臨床上の視点以外のコメントもあるかもしれません。ですが，責任著者として重要なのは，あらゆるメッセージが真実であるとの前提にいったん立ち――仮にそれが日頃から仲の良い知人からのものであったとしても――その返信の言葉遣いに至るまで，真摯に検討した上で対応することです（もちろん，ただの中傷など，心ないメッセージに対してはこの限りではありません）。

　たとえ症例報告という短い文献においても，責任著者はその文献の〈顔〉となる存在です。そしてこれまで指摘してきたように，書き手として何ら問題ないと思っていた文献でも，読み手の視点から見直すと，数多くの穴が見つかることがあります。質問や疑義に対しては，真摯に対応するよう心がけましょう。自信を持って答えられないと思う問いに対しては，共著者や信頼する医師／指導医の意見を求めましょう。無知の知とはよく言ったものですが，自らの提示した知見に徹底的に批判的となり，あらゆる意見や批判（すなわち，フィードバック）に対してオープンになることが，責任著者に最も求められることなのです。

私たちの日常はフィードバックにあふれています[1]が，それでもなお，フィードバックは受け止めるのが最も困難なもののひとつです。フィードバックに対して適切に反応するには，私たちがそれらに対してどう反応する傾向があるのかをあらかじめ理解しておくことが有効です。フィードバックに対する私たちの反応は，次の3点に分類できます[2]。

- 事実に関するトリガー（Truth triggers）
- 関係性に関するトリガー（Relationship triggers）
- アイデンティティに関するトリガー（Identity triggers）

　事実に関するトリガー（Truth triggers）とは，フィードバックの内容によって惹起される反応です。例えば査読コメントが事実を誤解している場合や，コメントが文献の質の向上に貢献しないと思われるときなどに，私たちは反射的に否定しがちです。

　関係性に関するトリガー（Relationship triggers）とは，フィードバックを提供した者と自身の関係性によって惹起され得ます。例えば査読者のコメントが強い口調だったり，これまでの執筆に関する努力を否定する印象があったりした場合，あるいは自分よりも若い医師からのフィードバックなどに，私たちは強く反論してしまうかもしれません。

　アイデンティティに関するトリガー（Identity triggers）とは，私たち自身が持つ感情や背景によって生じてしまう反応です。誰が，どのようなフィードバックをしたかは関係なしに，つい発作的な反応を取ってしまったことは，誰しも一度はあるはずです。こうしたトリガーに対しては，発作的に反応する前に意図的にタメを作ることや，なぜそのフィードバックに至ったのか興味関心を持つこと[3]などが有効とされています。もし反面教師のようなフィードバックに遭遇してしまったとしても，一呼吸おいて冷静な対応を心がけたいものです。

1) | Stone D, et al：Thanks for the Feedback：The Science and Art of Receiving Feedback Well. p.1, Penguin Random House, New York, 2014.
2) | 前出 1) pp.16-17
3) | 前出 1) p.25

さいごに

　症例報告の執筆途中で頓挫するという私自身の失敗談は数多くあります。多忙な日常業務の中で，計画通りに行かなくても，モチベーションを維持し，アクセプトされずとも次の投稿をする意欲を失わずに挑戦し続けるにはどうしたらいいのでしょうか。自分の中で生じた障壁と向かい合いながら，執筆の方法論なしに暗闇の中を走り続ける感覚にならないようにすることが必要だと常々感じていました。

　本書は向川原先生が企画し，私が少しお手伝いをする形で執筆作業のステップを文章化しました。症例をなんとなく書き始めるのではなく，執筆の流れを意識して取り組むことが必要です。症例報告において最も大切なのは「症例の学びを抽出する」ことです。抽出された学びをどのようにストーリー化し，教訓を明確にしながら Discussion をどうやって組み立てるか，この過程が見える形になっています。稀な症例を報告するのではなく，日常診療に生きるような重層化した学びを伝えること，を強調しています。あまり注目されることのない点としては，執筆チームについて，また患者および家族や現場で関わった医療従事者の想いへの配慮にも言及していることが本書の特徴です。

　市中病院で働く一臨床医にとって，症例報告をする意味は何か，この問いをあらためて投げかけてみます。日々患者さんから学び，私たちに気付きを与えてくれるのは実臨床以上のものはありません。また，過去の症例報告が助けになることも多々あります。過去からの学びの恩恵を受け，自分の学びも他の臨床医に伝えたいという純粋な思いにあふれた方は多いでしょう。臨床医として日々の学びや教訓を誌上に発表していくために，このような熱い想いを持った先生方にとって本書が症例執筆の一助になれば幸いです。

　2023 年 1 月

　　　　　　　　　　　　　　　　　　　　　　　　　　　　金城光代

索引